• 大国医系列之传世名方

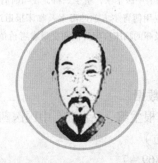

傅青主传世名方

总主编◎ 钟相根　畅洪昇

主　编◎ 钟相根

中国医药科技出版社

内 容 提 要

　　傅青主（1607~1684 年），著名中医学家，精于妇科，在当时有"医圣"之名。本书全面收录了傅青主首创医方，并对古今医家应用傅青主方剂的医案及临床报道进行筛选，撷英取华，汇编而成。全书内容丰富，资料翔实，具有极高的临床应用价值和文献参考价值，能够帮助读者开阔视野，增进学识。

图书在版编目（CIP）数据

傅青主传世名方 / 钟相根主编. —北京：中国医药科技出版社，2013.2
（大国医系列. 传世名方）
ISBN 978 - 7 - 5067 - 5869 - 7

Ⅰ. ①傅…　Ⅱ. ①钟…　Ⅲ. ①方书 - 汇编 - 中国 - 清代　Ⅳ. ①R289. 349

中国版本图书馆 CIP 数据核字（2013）第 001179 号

美术编辑　陈君杞
版式设计　郭小平

出版　中国医药科技出版社
地址　北京市海淀区文慧园北路甲 22 号
邮编　100082
电话　责编：010 - 62278797　　发行：010 - 62227427
网址　www.cmstp.com
规格　710 × 1020mm $^1/_{16}$
印张　12½
字数　186 千字
版次　2013 年 2 月第 1 版
印次　2024 年 5 月第 9 次印刷
印刷　北京印刷集团有限责任公司
经销　全国各地新华书店
书号　ISBN 978 - 7 - 5067 - 5869 - 7
定价　25. 00 元
本社图书如存在印装质量问题请与本社联系调换

丛书编委会

编委会

主　编　钟相根

副主编　肖双双　王　瑛　郑子安

编　委　（按姓氏笔画排序）

王　瑛　任　丹　肖双双

郑子安　钟相根　闻晓婧

崔良慧　啜阿丹　潘　霏

中医名著浩如烟海，积淀了数以千年的精华，养育了难以计数的英才，昭示着绚丽无比的辉煌。历史证明，中医的成才之路，非经典名著滋养下的躬身实践，别无蹊径。名医撰医著，医著载医方，源远流长，浩如烟海。历代名医凭借非凡的智慧及丰富的临床实践，创制了诸多不朽的传世名方。

本套丛书以在方剂学方面确有创见的历代名医为主线，选择代表性名医，将其所撰医著中的医方进行了全面系统的搜集整理。每个分册分为上、中、下三篇，上篇简单介绍医家学术思想及遣药组方特色；中篇详细介绍了该医家方剂在临床各科的应用；另外，该医家还有许多名方不为世人所熟知，未见临床报道，则收入下篇被忽略的名方。每首方剂从来源、组成、用法、功用、主治、方解、方论、临床应用、临证提要等方面来论述。全书收罗广博、条分缕析，详略适中，既言于古，更验于今，既利掌握，又裨读者更好地熟悉、掌握历代名方的组方原理及临床运用规律，以适应当前临床实际的需要。

愿《大国医系列之传世名方》成为中医药院校在校学生和中医、中西医结合医生的良师益友；愿本套丛书成为医疗、教学、科研机构及各图书馆的永久珍藏。

编 者
2012 年 12 月

目 录

上篇　女科圣手傅青主

中篇　屡试屡效方

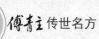

下篇　被忽略的名方

上 篇
女科圣手傅青主

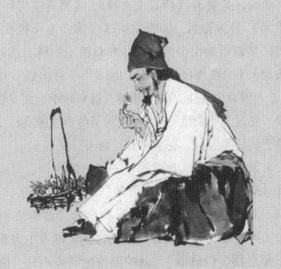

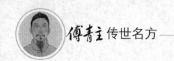

一、傅青主生平

傅青主（1607～1684 年）本名傅山，字青竹，后改字青主，阳曲（今山西省太原市尖草坪区向阳镇西村）人，初名鼎臣，别号公它、公之它、朱衣道人、石道人、啬庐、侨黄、侨松等，先世居山西大同，后徙于山西忻州，他是著名的学者，对哲学、医学、儒学、佛学、诗歌、书法、绘画、金石、武术、考据等无所不通。他被认为是明末清初保持民族气节的典范人物。傅青主与顾炎武、黄宗羲、王夫之、李颙、颜元一起被梁启超称为"清初六大师"。

明朝后期，傅青主出生于医学世家，父亲傅之谟、祖父傅霖，祖辈通晓医学。15 岁时从童子试中脱颖而出。27 岁入山西地区的最高学府三立书院。明末清初，连年战乱，致使疫病流行，民间缺医少药，死人难以计数。他亲睹了这样的悲惨情景，决心做一个治病救人的良医。由于他有良好的文化基础，又自幼受到家庭的熏陶，经过几年的潜心研修，就精通了医理。在外出游历期间，他还向许多医家和懂医的道士学习，并广泛搜集药方，以医济世。他曾在太原三桥街设立"卫生馆"，医名远扬四方。傅青主不仅医术高超，而且医德高尚。贫穷病人请他看病，哪怕是山高路远，他也立即出诊，而且不要酬金，还免费送药。其著有《傅青主女科》、《傅青主男科》等传世之作，尤以《傅青主女科》最为知名。傅青主虽以《傅青主女科》一书闻名于世，但实际上，他的医学造诣是很全面的，并非只精于妇科。新近发现的康熙抄本《大小诸证方论》（山西人民出版社，1983 年 8 月出版）中有顾炎武康熙癸丑序云："予友人傅青主先生，学问渊博，精实纯萃，而又隐于医，手著女科一卷，小儿科一卷，男妇杂证一卷。"说明了傅青主确有医书传世，他不但长于妇科，亦精于幼科和男科，在当时有"医圣"之名。

傅青主集文学家、书画家、医学家于一身，但他自己对医学方面的造诣更为看重。他曾对友人说："吾书不如吾画，吾画不如吾医。"其实，傅青主的书法造诣极高，他为晋祠"齐年古柏"所作的"晋源之柏第一章"的书题，风格遒劲，气势磅礴，被誉为晋祠三绝之一。傅青主也很擅长绘画，他画的山水画"丘壑磊落，以骨胜"，画的墨竹也气势不凡。傅青主之所以称"吾书不如吾画，吾画不如吾医"，一方面当是对自己书法与绘画水平的自谦，一方面也表达了他对医学的偏重。

傅青主除了在医学、文学和书画方面的造诣外，他同时还有侠肝义胆的心肠和爱国情怀。1636 年山西提学袁继咸被诬告，傅青主领头奔走组织学生运动使其得以翻案。崇祯十七年（1644 年）正月李自成率领的农民起义军从西安东征北京途经山西。东阁大学士曲沃人李建泰自请提兵督师山西，而且聘请傅青主和另一位山西名士韩霖为"军前赞画"。傅山编造了"马在门内（闯）难行走，今年又是弼马温（当年是猴年）"的童谣稳定民心。李自成军队占领曲沃后李建泰退到保定。二月大顺军攻克太原。三月攻入北京。四月吴三桂引清兵入关。五月傅青主潜回太原，带母亲和儿子逃到寿阳县。

明亡后，傅青主在《甲申守岁》中写出"三十八岁尽可死，栖栖不死复何年"的诗句；拜寿阳县五峰山的还阳子郭静中为师，出家为道士，道号"真山"，以避剃发令。之后，傅青主搬家到太原阳曲县东黄水镇，和母亲、儿子一起，过着砍樵采药的生活。外出时，他总是身穿朱红色的外衣，以示不忘"朱"明之意。他曾写过一副对联："日上山红，赤县灵金三剑动；月来水白，真人心印一珠明。"此联首字为"日"、"月"，合为"明"字，表达了傅青主反清复明的思想。这副对联至今仍挂在晋祠云陶洞的洞门上。因为他认为清朝是外国，于是自称侨黄、侨松。由于他经常穿着红色外衣，所以人称"朱衣道人"。

顺治六年（1649 年），大同从明降大顺复降清的总兵姜瓖起义反清，傅青主的两个同学王如金、薛宗周参加"交山军"进军太原，在晋祠与清兵交战数日，被杀，傅青主撰《汾二子传》一文纪念。

顺治十一年（1654 年），傅青主因宋谦供出其曾接受南明的任命而入狱，称"甲午朱衣道人案"，被拷打。绝食九日，好友陈谧、戴廷拭、白居实、张天斗、木公、魏一鳌、古度等人多方营救，傅青主的母亲说："道人儿自然当有今日事，即死亦分，不必救也。"傅青主出狱后又去南方云游；归来后隐居太原府崛围寺（位于太原市西北 20 公里），号公它、公之它，取它山之石可以攻玉之意。

康熙年间皇帝下诏举行博学鸿词科举考试，傅青主被强拉到北京。他故意服食过量大黄造成腹泻以逃避。后来康熙皇帝授予他中书舍人的官职，傅青主推托不受。傅青主终生拒绝与清朝合作，终老林泉。

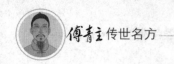

二、傅青主学术主张

1. 知常达变，有独到见解，发前人所未发　傅氏在前人妇科理论指导下，崇经而不泥经，勇于独创，敢立新说，谈证不落古人窠臼，对每一证的论述，都先叙常人之认识，后抒自己之见解，并举一反三，加以论析。在临床实践中，既遵古训，又灵活施治。他在《题幼科证治准绳》中说："既习此，实无省事之术，但细细读诸论。"认为前贤的宝贵经验，必须虚心研读，精心领会，而"不可不知其说"。但在证治时，则应具体分析，有取有舍，灵活运用，绝"不可尽倚其说"，生搬硬套。例如在《女科·调经》中，其定经汤、调肝汤、两地汤、温脐化湿汤和健固汤等诸方剂的组成，都常有变，随证加减，说明他一面继承古训，一面吸取新知，从而创制出行之有效的方剂。《女科》中有些论点简明扼要，且中肯綮。如带下病篇首即提出"带下俱是湿症"，一语千钧，为临床治疗带下提供了充分依据。再如对经水过多一证，一般多从血热或气虚论治，而傅氏则认为是"血虚不能归经"，并辨证地指出"血归于经，虽旺而经亦不多，血不归经，虽衰而经亦不少"，为治疗经崩漏下拓宽了思路。对月经"赤红似血而实非血"，"乃天一之水，出自肾中，是至阴之精而有至阳之气"的见解，破世俗之误而更高一着，因为月经除了属血的一面还必须有肾气的参与，倘无肾气施化则经水断不能依期而行止。可见傅氏敢于创新补先人不足。在病因方面，除了内外因的作用，傅氏还十分强调"房室不节"这一易为人们忽视的致病因素，认为"年老血崩"、"少妇血崩"、"交感血出"、"行房小产"、"产后血崩"等都是由于"不慎房帏"之过，并告诫人们"血管最娇嫩，断不可以精伤"，合之非道，精伤气耗，动火动血，为害非浅。这不仅示后学治病时应探微索隐，详察病因以正确治疗，而且对妇女四期保健，防患于未然，也有积极地指导意义。

2. 以阴阳五行学说为理论框架，重视脏腑间的气化关系，体现其整体统一观　临床证治中出现的有余与不足，是机体失调的两种基本表现。傅青主对此有自己的发挥，他将辨虚实作为审视疾患的重要环节。如《女科·经水先期》中指出："先期而来多者，火热而水有余也；先期而来少者，火热而水不足也。倘一见先期之来，俱以为有余之热，但泄火而不补水，或水火两泄之，有不更增其病者乎！"先期经水多者，属肾中水火俱旺，火旺则血热，水旺则血多，此为有余而非不足之证。"然而火不可任其有余，而水断不可使之不足。治之法但少清其热，不必泄其水也。方用清经散"。对于先期经水少者，乃肾中火旺而阴水之虚所致，"治之法不必泄火，只专补水，水既足而火自消矣，亦既济之道也。方用两地汤"。以上两条所言均经水先期之症，而辨别其水火之虚实为治。善于应用阳病阴治，以恢复人体阴平阳秘的生理平衡状态，是傅青主医学中的重要学术思想。

傅氏在前人五行理论的基础上，十分重视脏腑之间的这种气化关系，并认为五脏除了具有各自的五行属性外，脏腑之间之所以能够相互协调，不卑不亢，主要是靠这种五行模式来框制的。如果某一脏功能失调，也势必通过这一关系影响其他脏腑，因此，在治疗上除了对所病脏腑的治疗外，还可根据五行的生克制化规律来调整各脏之间的偏盛偏衰，泻其有余，补其不足，使之维持在恒动而协调的状态，从而恢复正常的气化的功能。如在治年未老经水断一证中，傅氏指出"使水位之下无土气以承之，则水滥灭火，肾气不能化；火位之下无水气以承之，则火炎烁金，肾气无所生；木位之下无金气以承之，则木妄破土，肾气无以成"。说明了月经来潮有赖于肾中精气充足，而肾之精气化生又需要心、肝、脾三脏的气化功能正常，即脾土强健、肝木条达、心火不亢。若肾气本虚，加之三脏气郁，五行气化失制，亢即为害，则影响肾精生成，肾中精气匮竭，故而经水断绝。再如行经后少腹痛，傅氏认为是"肾水一虚则水不能生木，而肝木必克脾土，木土相争则气必逆，故尔作痛"。临床上用调肝汤滋肾柔肝，治疗肝肾不足之痛经确有良效。根据五行的生克制化规律，傅氏认为对一脏有余或不足的治疗，可以通过调理与其相关的脏腑来完成。"用芍药以平肝，则肝气得舒，肝气舒自不克脾土，脾不受克则脾土自旺，是平肝正所以扶脾耳"。这一论点与"见肝之病，知肝传脾，当先实脾"相辅相成。可见祁尔诚先生在该书序言中说"其居心与仲景同"并非过誉。《女科》中傅氏以五行理论解释脏腑气化关系的精湛论述比比皆是，旨在启迪后学，当通晓五行之理，勿失造化之机。

3. 重视脏腑、奇经理论，尤其是肝脾肾三脏及冲任督带脉对妇人生理病理的影响 傅氏在经孕诸疾中，时刻把握肝、脾、肾三脏，以三脏功能失调作为主要病理加以阐述。如认为"白带乃湿盛而火衰，肝郁而气弱，则脾土受伤，湿土之气下陷，是以脾精不守，不能化荣血以为经水，反变成白滑之物"。又说"脾统血，脾虚则不能摄血矣，且脾属湿土，脾虚则土不实，土不实而湿更甚"，"脾胃之气虚，则胞胎无力，必有崩坠之忧"。都说明脾以运以统为健，脾病则气血无源，带下、崩漏、堕胎诸疾由之而生。傅氏认为"肝属木，其中有火，舒则通畅，郁则不扬"，"肝之性最急，宜顺而不宜逆，顺则气安，逆则气动"，"肝本藏血，肝怒则不藏，不藏则血难固"，"大怒则火益动矣，火动而不可以遏，则火势飞扬，不能生化养胎，而反食气伤精矣，精伤则胎无所养，势必不堕而不已"，"经欲行而肝不应，则拂郁其气而疼生"。既阐明了肝的生理病理特点，又指出了肝脏功能失调可导致气机逆乱，精血受损，从而导致妇科病的发生。"经水出诸肾，即肝为肾之子，子母关切，子病而母必有顾复之情"，肝肾为女子之先天，精血不足，精不化气，精气俱虚，则生殖功能障碍，经孕诸疾可得而生。总之，傅氏重视肝、脾、肾三脏的生理病理及它们之间的相互关系，把肝失疏泄不能藏血调血、脾失健运不能生血摄血、肾虚精亏不能化气司生殖作为三脏的主要病机，从虚立论，为治疗上重用滋补奠定了理论基础。

经络是人体不可分割的部分。奇经中的冲、任、督、带与妇女生理病理的联系最密切，它们除了对十二经脉的气血运行起着蓄溢调节外，还各司其职，各显本经之能，对维护月经行止、聚精成孕、提胞系胎起着重要作用。傅氏对四脉的功能尤为重视，他说："妇人有冲任之脉，居于下焦，冲为血海，任主胞胎，为血室，均喜正气相通，最恶邪气相犯，经水由二经而外出"，又说"带脉者能以约束胞胎之系也，带脉无力则难以提系，必然胞胎不固，故曰带弱胎易堕，带伤则胎不牢"。然"带脉通于任督，任督病而带脉始病"。冲、任、督同起于胞中，一源而三歧，皆约于带脉，它们之间生理上相互联系，发病后亦可相互影响。一旦奇经有病，不惟经带诸疾产生，亦难受孕，孕则易坠。因此，调理奇经，使冲、任通畅，督、带强健，是治疗妇科病的重要途径。

三、傅青主辨治特点

1. 带下总湿，救之于脾　对带下病，他细分出了白、青、黄、黑、赤五种带下，实质是分出五个类型。谈到带下的论治，傅青主指出："治法宜大补脾胃之气，稍佐以疏肝之品，脾气健则湿气消，自无白带之患矣。"他详述了脾虚湿重的白带，用完带汤；肝经湿热的青带，用加减逍遥散；肾火盛而脾虚湿热下注的黄带，用易黄汤；下焦火热盛的黑带，用利火汤；肝热脾虚而下溢的赤带，就用清肝止淋汤等。但其病机，他认为总不外乎脾虚湿盛和肝郁化火，而影响冲任二脉所致，所以，他所指的白、青、黄、黑、赤五种带下，并非专指五脏和五色而言。我们在临床上最常见的是白、黄、赤三种带下，其余两种带下较为少见，故在临床上最常用的方剂是完带汤、易黄汤和清肝止淋汤，如辨证准确，用之得当，确效如桴鼓。

2. 血崩勿止血，妙在补气 对于血崩一证，它分为气阴两虚、肝气郁结、血瘀、血热等几个主要类型，分别制定了固本止崩汤、平肝开郁止血汤、逐瘀止血汤、青海丸等几个方剂。傅青主指出，世人一见血崩，往往用止涩之品，虽能取效一时，但不用补阴之药，作为虚火易于冲击，恐随止随发，以经年累月不能痊愈者有之。其治妙在不去止血而唯补血，又不止补血而更补气。盖崩而至于黑暗昏晕，则血已尽去，仅存一线之气，以为护持，若不急补其气以生血，却先补血而遗气。则有形之血恐不能遽生，而无形之气必且至尽散，此所以不先补血而先补气也。例如固本止崩汤，药有大熟地、白术、黄芪、当归、黑姜、人参。此方以参、芪、术大补其气，以无形固有形；归、地以补阴血，黑姜引血归经，是补中又寓收敛之妙。

3. 调经补为本，气血并重 月经病是妇科的常见病，它以月经的期、量、色、质异常或伴月经周期所出现的症状为特征的一类疾病，有寒实虚热的不同。治以扶正为主，双管齐下，气血并重。傅青主调经的基本原则是以补气为主。方药组成是四物加四君，以八珍为主体，因寒热不同，加减化裁，甚是平稳。傅青主调经虽以气血双补为主，但绝非忽视辨证，相反是极为重视的。如在论经水后期中说道："后期之多少，实为不同，不可执一而论。盖后期而来少，血寒不足；后期而来多，血寒而有余。不得曰后期俱不足也。"对于经水先期论道："先期而来多者，火热而有余也；先期而来少者，火热而水不足也。治之法不必泄火，只专补水，水即足而火自清矣。"由此可见傅青主的"重水"思想，其习用重剂熟地、酸敛之白芍即源于此。

4. 妊娠倡补气，独树一帜 妊娠期间，因受孕后，阴血聚于冲任以养胎，致阴血偏虚；胞脉系于肾，若先天肾气不足或房事所伤，易至胎元不顾；也有因脾胃虚弱，生化之源不足而影响胎元者。一般在治疗上多以滋阴血清虚热为重。然傅青主则与妊娠病中，以气虚为本，治以补气为先，重用人参，且用大剂颇具特点，可谓独树一帜。傅青主于妊娠证治的特点：重气血，而二者尤重气。"血非气不生，是以补气即所以生血"。

5. 产后虚是根，温化为宗 "产后篇"是傅青主女科最突出部分，均有独到之处，对后世妇科学影响很大。傅青主指出，有气不可专耗散，有食不可专消导；热不可用芩、连，寒不可用桂、附；寒则可致血块停滞，热则可致新血崩流。纵有外感，不可妄汗；纵有里实，不宜用下。虽为虚症，不可遽用参术。忌大寒大热，或妄补妄泻，最宜温通。其制"生化汤"一方，加

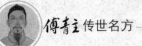

减变化，治疗产后诸证影响甚大。

四、傅青主用药特点与组方规律

傅氏用药甘温不燥，多以人参、黄芪、山药、白术、甘草为主。或佐茯苓、扁豆以渗湿；或佐砂仁、陈皮以调气；或佐柴胡、白芍以疏肝柔肝，以防肝木贼土。参、术、芪用量之大，为他医所不及。肝为藏血之脏，体阴而用阳；肾为先天之本，藏精而寓真火，"精血互化，与冲任相通"，傅氏多以当归、熟地、枸杞、山萸肉、阿胶等厚味补之，使精血充足，阴阳充实，脏腑、胞脉得水火之养而发挥其正常功能。补气不离四君，养血恒用四物，壮奇经常用川断、杜仲、巴戟、菟丝子等。对热证的治疗，以生地、玄参、麦冬、丹皮、白芍甘寒滋润为主。对产后调理，以生化汤加减变化使瘀去而新生。燥热苦寒，慎之又慎；泻下攻逐，绝不孟浪。用药醇和，无一峻品，以补为主，独具匠心。

其用药的另一特点是主辅药用量均重，而佐使药用量极轻。如完带汤中白术、山药与陈皮、芥穗，定经汤中当归、白芍与柴胡，安老汤中人参、黄芪与香附，用量之比皆为20：1。而援土固胎汤中白术与附子，黄芪补气汤中黄芪与肉桂之比则为40：1。如此配伍，方向明确，主攻有力，药味虽不多，但力专效宏而无泛杂不勇之弊，用之临床，确能收到良好效果。

参考文献

[1] 王树仁. 从《傅青主女科》看傅山的学术思想. 光明中医杂志，1996，(2)：35 - 37
[2] 魏文京，王衣慈，李勇. 浅谈傅山医学中的辨证观. 山西中医，1993，(6)：24

中 篇
屡试屡效方

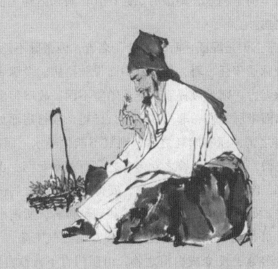

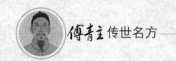

完带汤

【来源】源于清·傅青主《傅青主女科·带下·白带一》。

【组成】白术一两，土炒　山药一两，炒　人参二钱　白芍五钱，酒炒　车前子三钱，酒炒　苍术三钱，制　甘草一钱　陈皮五分　黑芥穗五分　柴胡六分

【用法】水煎服。

【功用】健脾疏肝，燥湿止带。

【主治】妇人有终年累月，下流白物，如涕如唾，不能禁止，甚则臭秽者。

【方解】方中重用一温一平之白术、山药二药，以益气健脾，运化水湿。并将药炒，更增燥湿之力。辅以人参补气而健脾，苍术燥湿而健脾，四药配合能使脾气健运而湿无由生。佐以白芍、柴胡，疏肝解郁，以遂曲直条达之性，则不再克脾。酒炒白芍能敛肝阴而不恶湿邪，以陈皮理气健运，则白术、山药、人参补气而不壅滞；芥穗生用走表散寒，炒黑则入里祛风胜湿，以增收涩止带之效；车前子利水，则湿有出路；甘草调和诸药为使。共奏益气健脾，燥湿止带之功。

【医论】夫带下俱是湿证。而以"带"名者，因带脉不能约束而有此病，故以名之。盖带脉通于任、督，任、督病而带脉始病。带脉者，所以约束胞胎之系也。带脉无力，则难以提系，必然胎胞不固，故曰带弱则胎易坠，带伤则胎不牢。然而带脉之伤，非独跌闪挫气已也，或行房而放纵，或饮酒而颠狂，虽无疼痛之苦，而有暗耗之害，则气不能化经水，而反变为带病矣。故病带者，惟尼僧，寡妇，出嫁之女多有之，而在室女则少也。况加以脾气之虚，肝气之郁，湿气之侵，热气之逼，安得不成带下之病哉！故妇人有终年累月下流白物，如涕如唾，不能禁止，甚则臭秽者，所谓白带也。夫白带乃湿盛而火衰，肝郁而气弱，则脾土受伤，湿土之气下陷，是以脾精不守，不能化荣血以为经水，反变成白滑之物，由阴门直下，欲自禁而不可得也。治法宜大补脾胃之气，稍佐以舒肝之品，使风木不闭塞于地中，则地气自升

腾于天上，脾气健而湿气消，自无白带之患矣。方用完带汤。（《傅青主女科·带下·白带一》）

【临床应用】

1. 慢性盆腔炎 任某某，女，36 岁，教师，1998 年 3 月 23 日初诊。诉反复小腹及腰骶部疼痛 2 年余，复发加重 2 周，白带黄稠量多，下腹及腰骶部坠胀感，下腹部压痛，以左下腹为著，并扪及鸭蛋大小质中包块，曾经予青霉素和氧氟沙星静脉滴注，病情无明显好转。B 超检查提示：双侧附件增大，左侧探及 3cm×4cm×4cm 囊性包块，盆腔积液。舌质红，苔黄腻，脉濡偏数。辨证属脾肾两虚，湿热阻滞。治疗以健脾补肾，清热利湿为法。以完带汤加味：白术、山药、茵陈、薏苡仁、土茯苓各 30g，党参、白芍各 15g，苍术 12g，车前子 9g，陈皮、柴胡、甘草各 6g，琥珀 6g（冲服）。每日 1 剂，水煎服。5 剂后诸症明显缓解，守前法略加减继服 2 个疗程，症状消失，复查 B 超双附件不肿大，右侧附件包块消失，未见盆腔积液。随访半年无复发。

[杨光华. 完带汤加味治疗慢性盆腔炎48 例. 四川中医, 2001, 19（5）: 54]

2. 慢性子宫内膜炎 患者，女，41 岁，农民。于 1998 年 11 月 17 日入院。患者自述 3 年前因急性小腹痛，伴高热而在村卫生室静脉滴注青霉素、灭滴灵等药物治疗后，高热退而腹痛止，但自此以后便感到白带逐渐增多，有异味，严重时每天更换内裤 3～4 次，甚至整天垫用卫生巾等，并时常感到腰膝酸软，疲乏无力，纳呆食少，偶感腰痛，小腹坠痛。病情时轻时重，严重时即在村卫生室输液治疗而好转，但总不能彻底治愈。入院后妇科检查宫体压痛明显，B 超显示子宫内膜增生肥厚，诊断为慢性子宫内膜炎。处方治疗如下：党参 20g，白术 20g，车前子 12g，苍术 12g，山药 20g，炒芥穗 12g，陈皮 10g，柴胡 10g，茯苓 10g，黄芪 15g，杜仲 15g，川断 15g，甘草 6g，水煎服每日 1 剂。患者服药 15 剂后，白带完全正常，腹痛消失，又服 3 剂以巩固疗效。后 B 超复查显示肥厚的子宫内膜完全消失。随访至今，一切正常。

[杨晓霞，崔炜萍，吴桂英. 完带汤治疗慢性子宫内膜炎 60 例. 中国社区医师, 2001, （12）: 37]

3. LEEP 术后排液过多 张晓丹等人用中药完带汤加减对 30 例宫颈病患者 LEEP 术后排液过多进行治疗，有效减少术后水样白带量，缩短了带下缠绵，淋漓不断的现象，并提升了治愈率，取得满意疗效。[张晓丹，徐继辉. 完带汤加减治疗 LEEP 术后排液过多 30 例分析. 四川中医, 2009, 27（7）: 89]

4. 经行头痛 李某某，女，32 岁，已婚，农民。1995 年 4 月 20 日初诊。

近两年，每于月经期第 1 天开始头痛、头晕，至月经期第 2 天头痛、头晕、头胀如裹，疼痛难忍，常须口服镇痛药或注射止痛剂。头痛持续至月经周期结束即止。发作时伴面色㿠白，四肢困倦乏力，纳少便溏，心悸气短。两足浮肿，平素白带增多，色白，质稀黏，绵绵不断，无臭味。口淡，食欲不振。舌淡，舌边有齿痕，苔白润，脉缓细。曾就诊于省人民医院，经脑电图、脑血流图、CT 检查均未见异常。患者就诊时经期将至，正值头痛发作，头胀如裹。经辨证为脾虚湿盛，气血亏虚，湿阻清窍，血不上荣，脑失所养而致。治则宜健脾除湿，益气养血，升阳止痛。方用白术 20g，山药 30g，党参 20g，白芍 15g，车前子 30g，苍术 15g，陈皮 15g，黑芥穗 18g，柴胡 20g，川芎 9g，甘草 6g。4 剂，水煎服，每日 1 剂，每剂分 2 次服。

二诊：4 月 24 日。上方服后，于 4 月 20 日晚月经来潮，经量较多，色淡红，无血块，于月经期第 3 天头痛、头晕开始减轻，但仍有下肢浮肿，心悸气短，倦怠乏力，大便已恢复正常。舌淡苔薄，脉细弱。效不更方，仍继服上方药物 6 剂，水煎服，每日 1 剂。

三诊：4 月 30 日。服上方后，头胀痛、头晕于月经期第 4 天消失。现已无下肢浮肿、心悸乏力等症状，饮食正常，白带减少，质透明，无臭味。患者面色仍㿠白，舌淡，苔薄，脉细，宜健脾养血。上方加生黄芪 30g、茯苓 18g、大枣 6 个、首乌 15g。3 剂，水煎服，每日 1 剂。

嘱其下次月经期前 3 天开始服一诊方药，每日 1 剂，经期结束停服。经后再服三诊药方 4 剂。患者服药两个周期后，头痛未再发作。[江萍. 完带汤治疗经行头痛 20 例. 开封医专学报，1999，18（4）：55]

5. 慢性前列腺炎　慢性前列腺炎是较常见的一种男科疾病，临床表现为尿频、尿痛、尿浊或伴有会阴、小腹、腰等部位疼痛。一般用西药抗生素治疗疗效欠佳，而中医药疗法有一定优势。唐志安运用完带汤加减治疗慢性前列腺炎取得满意疗效。疗效标准：症状及体征消失，连续 2 次前列腺液常规白细胞数小于 10 个/Hp，为临床治愈；症状及体征消失，连续 2 次前列腺液常规白细胞数大于 10 个/Hp 而小于 20 个/Hp，为显效；症状及体征减轻，前列腺液常规白细胞数有减少，卵磷脂小体含量有增加，为有效；症状、体征、前列腺液常规白细胞数、卵磷脂小体含量均无改善，为无效。治疗结果为临床治愈 28 例，显效 6 例，有效 10 例，无效 2 例，总有效率 95.8%。[唐志安. 完带汤加减治疗慢性前列腺炎 48 例. 时珍国医国药，2001，12（2）：153]

6. 慢性结肠炎　李某，男，44 岁，工人。自诉腹泻腹痛反复发作 5 年余，经乙状结肠镜检查诊为"慢性结肠炎"。近因受寒后过食油腻，腹泻又作，每日解稀便7~8次，带黏液，夹有未消化之食物，脐周疼痛，伴里急后重，泻后痛不减，食欲不振、食后腹胀，乏力，于1993年2月11日门诊以慢性结肠炎收住院。诊见症状同前，面色少华，形体消瘦，舌质淡红，边有齿痕，苔白腻，脉沉细微弦。大便常规：WBC（+）、RBC（+）、脓细胞（+）。证属肝木犯脾，脾虚生湿。治以疏肝健脾、益气升阳、利湿止泻。处方：党参、淮山药、茯苓等各15g，白术、苍术、车前子、白芍各12g，陈皮、神曲各10g，广木香、甘草各8g，柴胡6g。5剂。药尽，大便每日2~3次，腹痛消失，食欲增加，精神好转。上方增损继进25剂，大便每日1次，精神食欲正常，大便常规化验无异常，随访年余，未见复发。[陈维初.完带汤治疗慢性结肠炎49例.湖北中医杂志，1995，17（2）：18]

7. 寻常性痤疮 陈某，男，19岁，学生。1996年7月21日初诊。患者自诉3年来，面部经常出现紫红色丘疹，时有发痒，某院皮肤科诊断为"寻常性痤疮"，曾接受外用及内服中西药治疗，效否参半。查面部两颊及前额均有较密集的紫红色丘疹，挤压时有乳白色脂柱排出，有些已形成脓疱，边缘清晰，突起触手，压不褪色，小如米粒，大如绿豆，秋冬较轻，春夏尤著。脉舌正常。辨为肺胃邪热，上蒸面部，郁于肌肤，发为痤疮。投五味消毒饮加凉血行瘀药5剂，服之乏效。询及二便，谓饮食稍微不慎，常出现腹痛便稀，服藿香丸乃愈。窃思常法乏效，乃辨证欠当，应速易辙。27日复诊时，遂改依广州已故名老中医翰芬主任经验，投完带汤加味治之。处方：柴胡、白芍、苍术、白术、车前子、僵蚕、槐花各10g，益母草15g，党参、怀山药各20g，陈皮、黑荆芥各5g，炙甘草3g。5剂，日1剂水煎饭后服。8月23日三诊：服上方后，自觉疹伏面爽，出师初捷，击鼓再进，续服7剂后，痤疮消失，面容趋平。[陈培城.完带汤治痤疮、鼻炎验案.河南中医，1999，19（1）：58]

8. 过敏性鼻炎 骆某，男，65岁，离休干部，1995年11月8日初诊。患者自在广州某医院诊断为"过敏性鼻炎"至今已越5年，多在天气转冷时发作，初则喷嚏鼻痒，继则鼻涕如涓涟涟，尤以晨起为著，伴有头晕头胀，发作时曾服多种中西药，效不足言，前来就诊。询及夜尿较多，眠食正常，查舌苔薄腻，脉弦。此为脾肾俱虚，津液不摄使然，投完带汤加鹿角霜。处方：柴胡、白芍、苍术、白术、车前子、青皮各10g，党参、怀山药、鹿角霜各30g，黑荆芥5g，炙甘草3g。5剂，日1剂水煎饭后温服。11月13日复诊，诉服2剂后，鼻涕明显减少，4剂后，流涕、鼻痒、喷嚏等症悉除，前方既效，征鞭再指，完带汤合玉屏风散投之。处方：柴胡、白芍、苍术、白术、车前子、陈皮、防风各10g，党参、黄芪、怀山药、鹿角霜各30g，黑荆芥5g，炙甘草3g。10剂，服法如上，以巩固疗效。药尽至今，已安然历经二度严冬，旧病未发。[陈培城. 完带汤治痤疮、鼻炎验案. 河南中医，1999，19（1）：58]

9. 乳泣 非哺乳期间乳汁自行溢出为乳泣。可表现为一侧或双侧乳头单孔或多孔溢液。现代研究认为，少数绝经前后妇女有时可见乳头溢液，属生理现象。不论是生理还是病理现象，此病都会给患者带来生活的不便及心理恐慌，且往往此病大多伴有乳腺结构不良或乳腺导管炎，并有癌变的可能，故应给予及时有效的治疗。王正苹近年来用完带汤治疗乳泣32例，疗效满意。32例均以完带汤为基础方加味治疗。药物组成：人参20g，白术、山药各30g，柴胡、白芍（血性用赤芍）各15g，苍术、陈皮各10g，车前子、生甘草梢各15g，黑荆芥5g，血性溢液加赤小豆、紫草、红鸡冠花、仙鹤草各10g；脂乳样溢液加白芷、芡实、菟丝子、白鸡冠花各10g；血清样溢液加薏苡仁、泽泻、白扁豆、黄鸡冠花各10g；水样溢液加茯苓皮、白鸡冠花各10g，龙骨、牡蛎各30g；伴乳腺结构不良加皂荚、桔核、制南星各10g，伴乳腺导管炎加松针、野菊花、红藤、蒲公英各15g。每日1剂水煎服。药渣趁热装于布袋外敷乳房20分钟左右。月经期停服，外敷乳房仍可进行。10剂为1个疗程。[王正苹. 完带汤治疗乳泣32例临床观察. 中医民族民间杂志，2005，（5）：280]

10. 肾性蛋白尿 王某，男，20岁。患慢性肾小球肾炎2年，曾用激素及中药治疗，效果欠佳，尿蛋白持续在（＋＋～＋＋＋）之间。现症：身倦乏力，精神不振，腰膝酸软，小便混浊，纳食一般。舌体胖、边有齿痕、苔薄白，脉缓有力。测血压：16/10KPa，查尿蛋白1.5g/L，颗粒管型0～1。血常规：Hb 115g/L，WBC 6.9×10^9/L，N 0.72，L 0.28。肾功及肝功正常。诊断为"慢性肾小球肾炎（普通型）"。四诊合参辨为脾气虚损，湿浊下注，久病及肾。治宜健脾补肾，升阳除湿。处方：黄芪、白术、熟地、山药各30g，菟丝子、太子参各20g，车前子、白果各15g，柴胡6g，陈皮、苍术、桑螵蛸、赤芍各10g，甘草5g。日1剂，水煎服。服上方10剂后，精神转佳，体力增加，查尿蛋白0.3g/L。虑其久病入络，为加强其活血之力，上方去苍术，加丹参30g，水蛭6g。服30剂后，尿蛋白转阴。后以此方略事增减，服药半年而愈。1年后随访，再未复发，已正常工作。[吕贵东. 王瑞道运用完带汤治疗肾性蛋白尿的经验. 山西中医，1999，12（6）：2]

【临证提要】临证发现本方虽原为妇人带下所设，临床上妇科炎症症见白带量多，质偏稀，伴见体倦乏力，纳少，便溏等脾虚之象，可用此方。但其组方严谨，紧扣病机，肝脾同治，于健脾燥湿基础上，佐疏肝之品如柴胡、白芍之属，寓补于消之中，寄消于升之内。调理肝脾虽有逍遥散之类，但其无燥湿之功，健脾除湿虽有参苓白术散之属，然无疏肝之力，而本方以健脾燥湿为主，参以疏肝，二者兼顾，广泛应用于临床，慢性结肠炎、慢性鼻炎、慢性前列腺炎、妇人乳泣若辨证为脾虚湿盛兼肝郁者用此方加减，每获良效。从而扩大了本方治疗范围，同时亦真正体现了中医异病同治之妙。

加减逍遥散

【来源】源于清·傅青主《傅青主女科·带下·青带二》。

【组成】茯苓五钱　白芍五钱，酒炒　甘草五钱，生用　柴胡一钱　茵陈三钱　陈皮一钱　栀子三钱，炒

【用法】水煎服。

【功用】疏肝解郁，清热利湿。

【主治】妇人有带下而色青者，甚则绿如绿豆汁，黏稠不断，其气腥臭。

【方解】方中茯苓健脾利水，白芍酒炒养肝血而敛阴，甘草量重且生用，能解热并助茯苓利水祛湿，即《素问》所谓"肝苦急，急食甘以缓之"之义。柴胡解肝郁，顺其条达之性，疏其郁遏之气，配以炒栀子苦寒泻火，茵陈清郁热、渗水湿，则湿热两清。陈皮能理气健运而祛湿，并能防苦寒之泻火药伤脾胃。共奏疏肝解郁，清热利湿之功。

【医论】夫青带乃肝经之湿热。肝属木，木色属青，带下流如绿豆汁，明明是肝木之病矣。但肝木最喜水润，湿亦水之积，似湿非肝木之所恶，何以竟成青带之症？不知水为肝木之所喜，而湿实肝木之所恶，以湿为土之气故也。以所恶者合之所喜必有违者矣。肝之性既违，则肝之气必逆。气欲上升，而湿下带青欲下降，两相牵掣，以停住于中焦之间，而走于带脉，遂从阴器而出。其色青绿者，正以其乘肝木之气化也。逆轻者，热必轻而色青；逆重者，热必重而色绿。似乎治青易而治绿难，然而均无所难也。解肝木之火，利膀胱之水，则青绿之带病均去矣。（《傅青主女科·带下·青带二》）

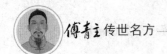
【临床应用】

青带 青带，气味奇臭，色绿，是带下病的一种。临床少见，一旦罹病即给患者生活带来极大不便。林氏等运用加减逍遥散治疗青带病12例，取得满意效果。临床痊愈：青带消失，腹痛、阴部痒痛、尿赤涩消失，实验室检查正常，妇检正常：8例，占67%。显效：青带消失，腹痛消失，仍有阴道分泌物：3例，占25%。有效：青带不完全消失，阴道分泌物仍有臭味，仍有阴部疼痛痒，尿赤涩：1例，占8%。[林霞，茹新阳，王雪峰.加减逍遥散治疗青带病12例临床观察.河南中医药学刊，1999，14（3）：35]

【临证提要】 青带病多由产褥期或经期外阴不洁所致。西医学认为其与绿脓杆菌感染有关。中医认为本病多因情志不畅，肝郁化火，肝郁脾困，积湿内蕴，湿热流注下焦；经期产后胞脉空虚，又加不洁起居，致邪毒内侵，湿、热、毒合并为害。故治疗当"标本同治"，以疏肝解郁，渗湿清热，解毒杀虫为法。方用逍遥散减当归、白术、生姜，以防助热，加用炒栀子苦寒泻火，茵陈清郁热、渗水湿，则湿热两清，陈皮能理气健运而祛湿，并能防苦寒之泻火药伤脾胃。全方共奏疏肝解郁，清热利湿之功。

易黄汤

【来源】 源于清·傅青主《傅青主女科·带下·黄带 三》。

【组成】 山药一两，炒　芡实一两，炒　炒黄柏二钱，盐水炒　车前子一钱，酒炒　白果十枚，碎

【用法】 水煎服。

【功用】 补脾益肾，清热祛湿止带。

【主治】 妇人有带下而色黄者，宛如黄茶浓汁，其气腥秽。

【方解】 方中山药、芡实专补任脉之虚，又能利水，加白果引入任脉之中，更为便捷，所以奏功迅速。用黄柏清肾中之火，肾与任脉相通以相济，解肾中之火，即是解任脉之热。

【医论】 夫黄带乃任脉之湿热也。任脉本不能容水，湿气安得而入而化为黄带乎？不知带脉横生，通于任脉，任脉直上走于唇齿，唇齿之间，原有不断之泉下贯于任脉以化精，使任脉无热气之绕，则口中之津液尽化为精，以

入于肾矣。惟有热邪存于下焦之间，则津液不能化精，而反化湿也。夫湿者，土之气，实水之侵；热者，火之气，实木之生。水色本黑，火色本红，今湿与热合，欲化红而不能，欲返黑而不得，煎熬成汁，因变为黄色矣。此乃不从水火之化，而从湿化也。所以世之人有以黄带为脾之湿热，单去治脾而不得痊者，是不知真水、真火合成丹邪、元邪，绕于任脉、胞胎之间，而化此黄色也，单治脾何能痊乎！法宜补任脉之虚，而清肾火之炎，则庶几矣。（《傅青主女科·带下·黄带 三》）

【临床应用】

1. 细菌性阴道病 细菌性阴道病是阴道内正常菌群失调所致的一种混合感染。根据其症状表现属中医学带下病、阴痒等范畴，为生育年龄妇女常见病，如不治疗可导致妇科和产科并发症。近年来，林洁、肖晓菲、游卉、欧玲、徐艳等采用中药易黄汤加减治疗细菌性阴道病证属脾虚湿蕴化热证例，并与甲硝唑治疗作对比观察。本观察结果表明：易黄汤加减方治疗细菌性阴道病痊愈率、总有效率与西药甲硝唑相当，但其改善患者症状积分、降低复发率疗效则优于对照组，这可能与中药的扶正祛邪固本功效，使阴道内菌群趋于平衡有关。且服易黄汤加减方副反应相对较少，制成袋煎剂后，服用方便，是治疗细菌性阴道病的一种有效方法。[林洁，肖晓菲，游卉，欧玲，徐艳. 易黄汤加减治疗细菌性阴道病50例疗效观察. 新中医，2007，39（5）：20-21]

2. 尿道炎 张某某，女，37岁。1978年7月25日诊。患尿道炎4个月余，近因受凉而诱发。诊见小便频数，溲时不爽，尿道涩痛，小腹胀满时痛，伴有带下，腰酸腿软，纳少乏力，小便黄，大便干。舌苔腻微黄，脉象濡数。查尿常规：蛋白（＋），脓细胞（＋＋），红细胞（＋）。此乃脾肾两虚，湿热下注膀胱，气化失司，水道不利。治以清热利湿，通淋。方用易黄汤加味：山药10g，黄柏10g，芡实10g，甘草梢10g，石韦10g，车前子15g（布包），萹蓄15g，生地黄15g，白果10枚（去壳），生大黄8g（后入）。服药3剂，尿频、尿痛好转，小便通利。守方进治，服12剂后，诸证消失，查尿常规正常。[宋凤庭. 易黄汤的临床新用. 江苏中医，1995，16（7）：34]

3. 乳糜尿 许某某，男，49岁。1983年5月26日诊。患乳糜尿半年余，近因劳累发作。曾用八正散等方未见好转。症见小便混浊不清，白如米泔，甚则尿下浊块，上有浮油，尿道灼痛，伴有头目昏眩，面黄肢倦。舌苔黄腻，脉象细缓。查乳糜试验阳性反应，血检未找到微丝蚴。胸透：两肺清晰。此病久脾虚，湿热之邪留恋下焦，清浊互混，脂液外流。治以益气健脾，清热除湿。方用易黄汤加味：山药10g，芡实15g，黄柏10g，车前子20g（包煎），白果12枚（去壳），薏仁15g，太子参10g，川草薢10g，茯苓10g。上药连服12剂，小便乳白减少。服至24剂，小便转清，头晕、肢倦消失，复查乳糜试验阴性，病遂告愈。[宋凤庭. 易黄汤的临床新用. 江苏中医, 1995, 16 (7): 34]

4. 盆腔炎 唐某某，女，45岁。1979年7月24日诊。3周来带下淋漓，色白灰黄，质稠黏滞，量多气腥，外阴瘙痒。经常头晕腰酸，身倦乏力，纳谷不香。舌淡苔白，脉来缓弱。妇科检查诊为慢性盆腔炎。此乃脾肾虚损，湿热内蕴，流注下焦，带脉失约。治以健脾补肾，利湿止带。方用易黄汤：山药10g，黄柏10g，芡实20g，车前子20g（包），白果10枚（去壳）。另配外洗方：黄柏10g，槟榔10g，苦参15g，枯矾10g。每日煎水熏洗2次。用药9天后病愈。[宋凤庭. 易黄汤的临床新用. 江苏中医, 1995, 16 (7): 34]

5. 排卵期出血 排卵期出血属功能失调性子宫出血的排卵性功能性子宫出血的一种，中医称经间期出血。即两次月经中间出现周期性的少量阴道出血者。是妇女常见多发病，西医多用激素或对症治疗，疗效不佳。刘丹根据中医理论应用加味易黄汤治疗，取得良好效果。中药以易黄汤为基础，药用黄柏10g，山药15g，芡实10g，车前子10g，白果9g，金樱子15~20g。根据不同临床表现随证加减：热蕴者加丹皮、栀子清热凉血；阴虚加女贞子、旱莲草滋补肾阴；伴腹痛者加川楝子、玄胡索理气止痛；湿盛加薏苡仁、苍术健脾燥湿；如出血多则加仙鹤草、小蓟清热止血。1剂/天，水煎服，分3次口服，连服1周。下一月月经干净即开始服药，用至排卵期后，连用3个月。对照组服用裸花紫珠片。治疗组30例，痊愈12例，有效16例，无效2例，总有效率93.3%。对照组30例，痊愈5例，有效16例，无效9例，总有效率70%。两组比较差异有显著性（$P < 0.05$）。[刘丹. 加味易黄汤治疗排卵期出血30例. 时珍国医国药, 2006, 17 (8): 1531]

6. 宫颈糜烂 李某，女，46岁。2009年8月9日诊。体检查出中度宫颈糜烂，建议其做微波治疗，因畏惧未做，求诊于中医。询问病情，自诉黄带量多6个月味臭秽，腰痛，月经如常，纳可，便秘，寐多梦，舌红，苔黄略腻，脉滑。证属脾肾两虚，湿热蕴结胞宫。立补脾益肾，清热祛湿止带之法。方用易黄汤加味，日1剂，水煎2次取汁300 mL，分早、晚2次口服，连服7日。二诊：带下量减少，腰痛减轻，效不更方，继服前方7剂，所有症状消失，自我感觉如常人，2个月后复查宫颈光滑。[刘士梅. 易黄汤加味治疗湿热蕴结型宫颈糜烂体会. 河北中医, 2010, 32 (10): 1498]

7. 水肿 张某，女，23 岁。1990 年 7 月 2 日因反复面目浮肿 1 年余初诊。患者于 1989 年 6 月底感冒后出现面目肢体浮肿，曾在市某医院检查小便常规：蛋白（＋＋＋＋），红细胞（＋），脓细胞（－），未见管型。B 超提示：肾盂分离，肾功能正常。诊断为慢性肾炎。经予通肾利水剂治疗后浮肿减轻。诊见晨起目胞浮肿，腰痛，尿短色黄，面色少华，肢困乏力，纳谷不香，苔腻微黄，脉濡数。尿常规：蛋白（＋＋），红细胞（－），脓细胞（－）。中医诊断为水肿。证属脾肾两虚，湿热内蕴，精微下渗。治拟健脾补肾，利湿清热。用易黄汤加味：山药 10g，黄柏 10g，芡实 20g，茯苓 10g，车前子 20g（包），白果仁 10g，山萸肉 10g。服药 12 剂，乏力好转，肢困不显。查尿常规：蛋白（＋）。原方继服 10 剂后，连续复查 4 次尿蛋白均阴性。浮肿消失，尿正常。再予原方调理 1 周余。随访 2 年，未见复发。[缪钟丽. 易黄汤临床应用举隅. 广西中医药，1996，19（2）：30－31]

8. 神经性皮炎 李建勇等自 2002 年 3 月至 2004 年 3 月，用傅青主易黄汤加味治疗神经性皮炎 72 例，取得满意效果。易黄汤加味的药物组成：山药、苦参、黄芪各 30g，芡实、当归各 20g，黄柏、白果、荆芥、防风、生地、玉竹、黄精各 10g，车前子、炒苍术各 15g，蝉蜕、甘草各 6g，大枣 5 枚。加减：病程长者加丹参、穿山甲，痒甚者加地肤子、白蒺藜，便干溲赤、口苦甚者加龙胆草、柴胡。每日 1 剂，水煎分 2 次服，7 日 1 个疗程，连用 3 个疗程。服药期间忌服辛辣刺激之物，注意情志摄养。治疗结果：72 例中，治愈 39 例，好转 26 例，无效 7 例，总有效率 90.3%。[李建勇，郭梦蓉. 易黄汤加味治疗神经性皮炎. 山西中医，2004，20（6）：9]

【临证提要】 本方临床上多用于生殖泌尿系统的炎症、细菌性阴道病、霉菌性阴道炎、慢性盆腔炎、宫颈糜烂、尿道感染、慢性前列腺炎等辨证属脾肾两虚、湿热下注者。若临证时湿热象明显则加黄芩、栀子以增清热泻火之力，薏苡仁、绵茵陈以添利湿之功，则其效果更佳；若临床见阴虚内热，任脉不固而带脉失约所致带下色淡黄者，多为年老妇人患阴道炎者，此时应以知柏地黄汤（熟地、山茱萸、山药、泽泻、茯苓、丹皮、知母、黄柏）加减为佳。病久体弱，带下如注，尚应酌加白果、鸡冠花、煅龙牡等固摄之。如属霉菌性、滴虫性阴道炎者，则需配合外用熏洗起效更快。

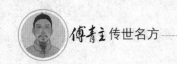

利火汤

【来源】 利火汤，源于清·傅青主《傅青主女科·带下·黑带 四》。

【组成】 大黄三钱　白术五钱，土炒　茯苓三钱　车前子三钱，酒炒　王不留行三钱　黄连三钱　栀子三钱，炒　知母二钱　石膏五钱，煅　刘寄奴三钱

【用法】 水煎服。

【功用】 清热泄火，渗湿利水。

【主治】 妇人有带下而色黑者，甚则如黑豆汁，其气亦腥。

【方解】 方中以石膏、知母白虎之竣猛直折阳明经火势，黄连、栀子大苦大寒，泄火解毒、除烦热、坚阴液；大黄力峻攻下，洁净腑，能顿挫病势，使邪祛正安；王不留行、刘寄奴清利湿热、活血通络；白术、茯苓健脾渗湿；车前子泄热利水。诸药合用，共奏清热泄火、渗湿利水之功。

【医论】 夫黑带者，乃火热之极也。或疑火色本红，何以成黑？谓为下寒之极或有之。殊不知火极似水，乃假象也。其症必腹中疼痛，小便时如刀刺，阴门必发肿，面色必发红，日久必黄瘦，饮食必兼人，口中必热渴，饮以凉水，少觉宽快，此胃火太旺，与命门，膀胱，三焦之火合而熬煎，所以熬干而变为炭色，断是火热至极之变，而非少有寒气也。此等之症，不至发狂者，全赖肾水与肺金无病，其生生不息之气，润心济胃以救之耳，所以但成黑带之症，是火结于下而不炎于上也。治法惟以泄火为主，火热退而湿自除矣。方用利火汤。（《傅青主女科·带下·黑带 四》）

【临床应用】

1. 黑带 杨某某，女，20岁，未婚。初诊：2003年8月22日。末次月经7月26日来潮，3天干净，至8月18日发现黑带，至今仍有。近日因工作不顺，性情烦躁，口干且苦，大便秘结。脉弦数带滑，舌红且干，苔薄黄。证属肝郁化火，煎熬阴津。治拟泄火为主。方用利火汤。药用：大黄9g（后下），土炒白术15g，车前子9g（包），黄连9g，王不留行9g，刘寄奴9g，茯苓9g，栀子9g，知母6g，石膏15g（先煎）。3剂。复诊（8月9日）：昨起黑带消失，脉弦不数，舌红且润，肝火已退，改用逍遥丸调理。2个月后随访，黑带治愈，未见复发。［赵柏良. 利火汤治疗黑带验案二则. 中医文献杂志, 2004,

（2）：5]

2. 前列腺炎合并睾丸炎 张某，男，57岁。初诊日期：2009年5月8日。患者既往有前列腺炎病史，近10个月来反复尿急尿痛，伴见会阴部坠痛。曾辗转于多家医院泌尿专科，诊为前列腺炎、睾丸炎，迭经大剂量抗生素静脉滴注，未见显效，会阴疼痛无缓解，久立久坐及进食辛辣之品后加重。刻诊：尿急尿痛，小溲短少不畅，余沥不尽，色黄；会阴部坠痛，放射至两大腿内侧以下，伴左侧睾丸胀痛，行走时尤甚；口干口苦，心烦易怒，夜寐不安，大便偏干；舌暗红，苔黄厚腻，脉弦滑。查体：阴囊周围及双大腿内侧潮湿，皮色红，无破溃及皮疹。尿常规检查正常。中医辨证：肝经湿热，瘀热交阻，气机不利；治法：清火利湿，消瘀散结，行气活血。方用利火汤加减。处方：生石膏30g，牡丹皮15g，丹参15g，王不留行15g，生薏苡仁30g，生栀子9g，三棱15g，莪术15g，车前子30g（包煎），生大黄9g，黄柏9g，黄连6g，川牛膝15g，生地黄15g，蒲公英30g，玄胡索15g，青皮9g，柴胡9g。7剂，每日1剂，分早晚2次顿服。

二诊（5月15日）：患者诉服中药2剂，疼痛即明显减轻，行走时疼痛已不显；服药7剂后，小便转畅，自诉10个月来未有这般轻松；口干口苦减，大便转调畅；舌暗红，苔薄黄腻，脉弦。证治同前，上方减玄胡索，再服7剂，用法同前。

三诊（5月22日）：尿痛及会阴部坠痛消失，久行后双大腿内侧稍有牵拉不舒感，小便畅，色清；口干口苦已大减，大便调，夜寐尚可；舌暗红，苔黄薄腻，脉滑。现湿热未净，气机仍有不利之象，故仍当利湿清热、理气活血，稍佐扶正，予原方加减。处方：生薏苡仁30g，白茅根20g，车前子（包煎）30g，黄柏9g，刘寄奴9g，王不留行15g，生栀子9g，川楝子9g，乌药9g，青皮9g，三棱15g，莪术15g，苍术9g，生大黄6g，茯苓15g，枸杞子15g。7剂。

四诊（5月29日）：已无尿频尿急，小溲清畅；会阴疼痛无，偶有牵拉不适；无口干，略感口苦，胃纳可，大便畅，寐尚可；舌暗红，苔黄薄腻，脉滑。证治同前，三诊方加柴胡9g，川牛膝15g。7剂。随访半年，症情平稳，未再发作。[窦丹波，傅慧婷.加味傅青主利火汤治疗前列腺炎合并睾丸炎验案1则.上海中医药杂志，2011，45（2）：25]

3. 男性无合并症急性淋菌性尿道炎 曹方洪等在长期的临床工作中，总结出利火汤方对淋菌性尿道炎有较好疗效，全部患者治疗期间及治疗结束后8

天以内禁房事、饮酒、辛辣温燥食物，停止一切其他治疗。治疗组给予利火汤方：大黄10g，白术15g，茯苓10g，车前子10g（酒炒），王不留行10g，黄连10g，栀子10g（炒），知母6g，石膏15g（煅），刘寄奴10g，每日1剂，水煎3次，第1、2次水煎液混合，早晚饭前各服1次，第3次水煎液外洗会阴部并温热（以能耐受为度，避免烫伤）坐浴15分钟，连续6天。热不甚者加小茴香6g，素有胃脘冷痛者加干姜5g。对照组给予单剂量环丙沙星600mg顿服。两组患者均于治疗结束后第4和第8天，作前列腺按摩后，用消毒棉签进入尿道内2~4cm取分泌物做涂片直接镜检和培养。记录病人不良反应，治疗前后查血清谷丙转氨酶、总胆红素、尿素氮，并作治疗前后对照。本组病例显示，与环丙沙星对照，痊愈率优于对照组（$P < 0.05$），总有效率相当（$P > 0.05$），淋菌转阴率高于对照组。[曹方洪，焦晓明，张强. 利火汤治疗男性无合并症急性淋菌性尿道炎68例. 湖南中医药导报，1999，5（10）：29]

【临证提要】本方乃清热泻火之竣剂，只可用于湿热火极体壮者，用之中病则止，不可过用，以免损阳耗阴。倘若本虚标实者，应据其阴阳气血之虚损，酌情辅以固本之药，以使湿热清除而又不伤正。

妇人带下色黑者味奇臭秽，除见于生殖系统的炎症外，亦可见于生殖系统的恶性肿瘤。故临床见此患者，宜嘱其做妇科检查，探究原因，以便更明确地辨病辨证，及时地采取相应的治疗措施。以免耽误病情。切记！

清肝止淋汤

【来源】源于清·傅青主《傅青主女科·带下·赤带 五》。

【组成】白芍一两，醋炒　当归一两，酒洗　生地五钱，酒炒　阿胶三钱，白面炒　粉丹皮三钱　黄柏二钱　牛膝二钱　香附一钱，酒炒　红枣十个　小黑豆一两

【用法】水煎服。

【功用】养血柔肝活络、健脾利湿清热。

【主治】妇人有带下而色红者，似血非血，淋沥不断。

【方解】方中醋炒白芍与酒洗当归，一开一合，有收有散，能柔肝养阴以平抑肝阳，旨在肝之阴阳平衡；佐以性味甘平之红枣，以安中资血；再佐以小黑豆补肾益精，阿胶滋阴补血而润肝肾，丹皮退血分之虚热，合黄柏苦寒

泄火而止淋，佐以香附疏解肝之郁气，复其疏泄之性，不致化火，牛膝补肝肾，强腰膝固带脉。纵观全方，"妙在纯于治血，少加清火之味"。此方之妙，在于不泻肝火而养肝血，不利脾湿而养血化湿。

【医论】夫赤带亦湿病，湿是土之气，宜见黄白之色，今不见黄白而见赤者，火热故也。火色赤，故带下亦赤耳。惟是带脉系于腰脐之间，近乎至阴之地，不宜有火。而今见火症，岂其路通于命门，而命门之火出而烧之耶？不知带脉通于肾，而肾气通于肝。妇人忧思伤脾，又加郁怒伤肝，于是肝经之郁火内炽，下克脾土，脾土不能运化，致湿热之气蕴于带脉之间；而肝不藏血，亦渗于带脉之内，皆由脾气受伤，运化无力，湿热之气，随气下陷，同血俱下，所以似血非血之形象，现于其色也。其实血与湿不能两分，世人以赤带属之心火误矣。治法须清肝火而扶脾气，则庶几可愈。（《傅青主女科·带下·赤带 五》）

【临床应用】

1. 崩漏　褚某某，女，35 岁，已婚。1988 年 5 月 20 日初诊。患者素有月经不调病史。因其母患重病，思想负担过重，而致饮食乏味，四肢无力，加之经期复遇恼怒之事烦扰，逐致月经不断，渐至量多，现已持续 40 余日。西医诊断为子宫功能性出血，曾用三合激素等，用时减少，停药血复增多。继以人工清宫，亦不能止血。血红蛋白已降至 50g/L，妇科认为只有摘除子宫，才可以根除出血之源。本人要求以中药治疗，一医以人参归脾汤加止血药治疗，进药 6 剂，出血量不见减少，近 3 日血量复又增多，色深红，烦热，胸胁憋胀，纳食甚少，口苦略干。查颜面微红，表情抑郁，喜太息，舌质淡白不润，苔薄黄而燥，脉弦，右关略细。少腹按之胀而不痛。诊断崩漏（肝热脾虚型），治法为清肝健脾、养血止血。处方清肝止淋汤加减：白芍 30g，当归 15g，生地 20g，阿胶 10g（烊化），山萸 12g，丹皮 10g，黄柏 8g，香附 6g，肾型小黑豆 30g，焦栀子 10g，焦芥穗 10g，海螵蛸 15g，红枣 10 枚，水煎服，1 日 1 剂，服 2 剂后血即见少，烦热憋胀症亦见好转。效不更方，再进 4 剂，已无血。以后经至转为正常，2 年后随访，再无复发。[李玉兰. 清肝止淋汤在妇科血证中的应用. 内蒙古中医药，1991，（3）：12 - 13]

2. 经间期出血　许某某，女 24 岁，已婚半年，1990 年 3 月 20 日初诊。患者素体消瘦，婚前月经基本正常，自结婚以来，月经过后 12 天左右，即见少腹、乳房憋胀，烦热，阴道有少量血流出色深红，持续 3～4 天即止，伴头晕口苦，烦热善怒，就诊时正值经期刚过。患者曾在别处就诊，持已服过的

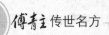

处方，系《医学衷中参西录》的"安冲汤"，效果不佳。查：颜面潮红，时欲太息，舌质赤，苔白略黄，脉弦略数，右关稍细。诊断经间期出血（阴虚肝热、脾虚气陷），治法为滋阴清肝、健脾止血。处方清肝止淋汤加减：白芍30g，当归15g，生地20g，丹皮10g，黄柏10g，肾型小黑豆30g，阿胶10g（烊化），旱莲草15g，女贞子15g，焦芥穗10g，大小蓟各10g，大枣9枚，水煎服1日1剂。在行经后期，连服8剂停药，未见经间期出血，且下次月经未至，于月经净后56天尿妊娠试验（＋）。[李玉兰．清肝止淋汤在妇科血证中的应用．内蒙古中医药，1991，（3）：12－13]

3. 经期延长 刘某某，女，22岁，未婚。1989年8月20日初诊。该患者素体娇弱，因情志不遂，致经期延长半月。色深红量中等。伴胸闷口苦，五心烦热，眠差梦多，乳房憋胀，胃纳不馨。查颜面潮红，表情抑郁，时见太息，舌赤，苔薄黄，脉弦略细，右关较弱。诊断经期延长（肝热脾虚），治疗原则为清肝健脾、养血止血。处方清肝止淋汤加减：当归15g，白芍30g，生地15g，阿胶10g（烊化），丹皮10g，黄柏8g，香附5g，肾型小黑豆30g，红枣10枚，女贞子15g，旱莲草15g，焦芥穗10g，海螵蛸15g，水煎服1日1剂。服2剂后已无血，嘱下次行经第5天再服2剂。以后经至转为正常。[李玉兰．清肝止淋汤在妇科血证中的应用．内蒙古中医药，1991，（3）：12－13]

4. 宫颈糜烂出血 张某，女，31岁，教师，1996年3月15日初诊。近2个月出现同床后出血，量不多，伴有小腹坠痛，阴道不适，平素性情急躁，工作繁忙，喜食辛辣，纳好，大便偏干、2～3日一行，月经量中等色暗，带多色黄稠、有时夹有血丝、味臭，孕2产1。妇科检查：宫颈重度糜烂，曾做冷冻治疗。查舌质红、苔薄黄根部黄腻，脉沉弦。证属肝脾不和，湿热交织，灼伤血络。治以清热利湿，疏肝理脾。方用清肝止淋汤加味，药用：黄柏15g，丹皮15g，鱼腥草15g，车前子15g（包煎），红藤15g，当归15g，白芍10g，生地10g，香附12g，怀牛膝12g，黑豆15g，大枣3枚。每日1剂，水煎服，嘱服药期间禁同房半个月。服上方4剂后，带下色淡黄、味不臭、未见血丝，效不更方，再进5剂，诸症悉除。[武凤莲．清肝止淋汤临床应用举隅．山西中医，2000，16（6）：33]

5. 淋证 史某，女，45岁。2000年3月16日就诊。连日来午后自觉发热，时伴腰及小腹胀痛，小便不畅，缠绵达半月之久，继则出现小便频数、短涩、刺痛。经化验，小便中可见脓球及红、白细胞。诊断为泌尿系感染。查脉弦细数，舌红苔薄黄。证属精血不足，肝火偏旺，久则湿毒挟热下注，膀胱气化失常，致成淋证。当即投以白芍、当归、小黑豆各 30g，阿胶、生地、牛膝、木通、公英各 15g，丹皮 12g，黄柏、香附各 10g，红枣 7 个。煎服 4 剂，诸症大减。原方继进 4 剂，后家人持化验单告知，诸症消除，尿常规正常。[苗超荣，路翠云．清肝止淋汤临床新用．四川中医，2001，19（1）：77]

【临证提要】清肝止淋汤由四物汤去川芎加香附、丹皮、黄柏、怀牛膝、大枣、黑豆、阿胶组成。针对肝、脾、肾三脏论治，具有养血可舒，舒而助运，运可促补，补中有清，清中寓补之功。临床上多应用于血证，如治疗月经过多、月经前期崩漏不止、经期延长、经间期出血、同房后出血等，针对青主所论，以上诸多病证均可在原方基础上化裁。

固本止崩汤

【来源】源于清·傅青主《傅青主女科·血崩·血崩》。

【组成】熟地—两，九蒸　白术—两，土炒　焦黄芪三钱，生用　当归五钱，酒洗
黑姜二钱　人参三钱

【用法】水煎服。

【功用】益气固本，养血止血。

【主治】妇人有一时血崩，两目黑暗，昏晕在地，不省人事者。

【方解】方中重用参芪益气摄血，白术健脾而统血，重用熟地配当归以养血滋阴，生化有形之血，俾气有所附，虚热自消。佐以黑姜入血分而温经止血。

【医论】血崩昏暗，人莫不谓火盛动血也。然此火非实火，乃虚火耳。世人一见血崩，往往用止涩之品，虽亦能取效于一时，但不用补阴之药，则虚火易于冲击，恐随止随发，以致经年累月不能全愈者有之。是止崩之药，不可独用，必须于补阴之中行止崩之法。方用固本止崩汤。方妙在全不去止血而惟补血，又不止补血而更补气，非惟补气而更补火。盖血崩而至于黑暗昏晕，则血已尽去，仅存一线之气，以为护持，若不急补其气以生血，而先补其血而遗气，则有形之血，恐不能遽生，而无形之气，必且至尽散，此所以不先补血而先补气也。然单补气则血又不易生；单补血而不补火，则血又必凝滞，而不能随气而速生。况黑姜引血归经，是补中又有收敛之妙，所以同

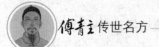

补气补血之药并用之耳。(《傅青主女科·血崩》)

【临床应用】

1. 崩漏 周某某,女,45岁,教师,已婚,2006年9月6日门诊就诊。主诉:阴道出血半月多,伴心悸、眩晕。患者40岁后开始月经紊乱。13岁月经初潮。周期一般26~32天,偶见2~5月一潮,持续时间10~25天不等,量多。曾多处服药治疗,效果欠佳。前次月经2006年4月,停经4个月后于8月16日阴道流血,开始时量多如崩,继则时多时少,以后血量渐次减少,色淡红,无瘀块,但淋漓不断,至9月6日来诊。症见面色㿠白,头晕目眩,心悸气短,腰膝酸软,形寒肢冷,纳呆便溏,舌淡胖边有齿痕,苔薄白,脉沉细。一般检查:基础体温测定:基础体温呈不规则的单相型。实验室检查:血常规:血红蛋白85g/L。妇科常规检查:宫颈黏液结晶:宫颈黏液持续透明量多,延展性好,镜下呈典型羊齿植物结晶。超声波检查:内生殖器无异常声像图显示。出血期有时可见宫内有血块,或出血前内膜过厚。诊断:崩漏。辨证:脾肾两虚兼气血不足。治则:健脾益气、补肾固冲止血。处方:人参30g,黄芪30g,白术20g,熟地30g,归身15g,黑姜20g,阿胶20g(烊服),鹿胶15g(烊服),艾叶炭15g,菟丝子10g,女贞子15g,血余炭10g。1剂/天,上药加水500mL,浸泡20分钟后,用武火煎沸后文火煎30分钟。取药汁300mL,分3次口服。连服3剂后,阴道流血量减少。再按上方服用7剂后阴道流血停止,上述症状痊愈。依上法再给予中成药人参归脾丸和六味地黄丸交替服用1个月。2006年11月22日月经复潮,经量经色正常,5天干净。自觉头晕目眩,心悸气短,腰膝酸软,形寒肢冷,纳呆便溏等症状消失。复查血常规:血红蛋白105g/L。以后继续门诊随访。2年来月经一直正常,精神面色均好。[李玲辉.固本止崩汤合自拟胶艾二子血余汤治疗更年期崩漏48例.中国医药指南,2009,7(10):238-239]

2. 月经先期量多 夏某某,43岁,电厂话务员。患者6年前出现月经提前10余天来潮,甚则每月2次。色淡红,量多,夹块,经行7~8天干净。本次月经提前12天来潮,量多,已10天未净。伴头晕乏力,纳差,二便调。查:面色少华,舌淡红,苔薄白,脉细滑。证属脾不统血。治以健脾益气,养血止血。处方:西洋参10g,黄芪15g,白术10g,黑姜5g,熟地炭30g,阿胶珠30g,当归5g,川芎5g,白芍10g,甘草3g,4剂而血止。后仍以健脾益气,养血调经法治疗。第2次月经5月8日来潮,量中等,色红,经行4天干净。随访2个月,月经正常。[晏金娥.固本止崩汤治疗妇科血证.湖南中医杂志,

1996，12（2）：57－58）]

3. 习惯性流产 屈某，女，岁，已婚。1998 年 5 月 6 号初诊。患者平素体虚于 1996 年、1997 年妊娠 3 个月连续流产 2 次，曾服西药注射针液治疗，效果不佳。现妊娠 3 月始感腹部不适，阴道少量见红，并有下坠之感，遂来本院就诊。证见面色无华，精神不佳，头晕心悸，纳食减少，恶心，腰膝酸软，舌质淡、苔薄白，脉沉细无力。RBC 2.89×10⁹/L，Hb 10g/L。由于患者平素体虚，则气虚不足以载胎，血虚不足以养胎，肾虚则冲任不固，胎失所系，导致滑胎。当务之急，须防再坠，治宜补脾肾，益气血，固冲任，安胎元。方用固本止崩汤合寿胎丸加减炙黄芪30g，人参、熟地、姜炭、白术、阿胶（烊化）、菟丝子、白芍、黄芩等各10g，川断、桑寄生各15g，砂仁6g。进药 3 剂后，漏红已止，腹部不适亦减，效不更方，继服 2 周，胃纳可，精神佳，其他诸证减轻。嘱患者注意卧床休息。于 1998 年 11 月足月生产一男婴，母子俱安。[郝书成.固本止崩汤妇科临床运用举隅.陕西中医，2000，21（12）：569]

4. 上环后出血 邵某，27 岁，2003 年 5 月 19 日就诊。主诉：上环近 1 年，月经量明显增多，且经期延长，淋漓不断，少则 10 天，多则半月余。曾多处治疗，效果不佳。现症：月经量增多，末次月经2003 年 5 月 13 日，一天用卫生巾 5~6 片，经色淡红，质薄，至今未见减少来诊。伴见气短神疲，面色㿠白，手足不温，失眠多梦，腰膝酸软，舌质淡，苔薄白，脉沉弱。B 超检查环位正常，未见子宫肌瘤等器质性病变。症属脾虚失统，冲任失固。治以补气摄血，养血调经。处以固本止崩汤加减治疗。方药：生地黄20g，熟地黄20g，白术10g，黄芪15g，党参10g，白芍15g，山药10g，炒荆芥6g，炒蒲黄15g，焦三仙10g，续断15g，大枣6枚。3 剂，日 1 剂，水煎服。5 月 22 日复诊，自述用药后出血停止，但白带夹血丝，伴随症状明显减轻，精神好转，嘱继服上方 3 剂巩固疗效，下次月经来潮第五天来诊。2003 年 6 月 20 日来诊，自述此次月经量比以往减少但比上环以前量增多。面色红润，饮食增加，失眠多梦，腰膝酸软等伴随症状减轻，舌淡，苔薄白，脉细有力。嘱继服上方 6 剂，以巩固治疗。半年后随访，经期、经量恢复正常，未见复发。[王艳，许燕萍，杜凤娟.固本止崩汤加减治疗上环后出血110 例.河南中医，2007，27（5）：55－56]

【临证提要】 临床上固本止崩汤多用于漏下日久，淋漓不净，方中大补气血以止血，且强调大补元气，"不急补其气以生血，而先补其血而遗气，则有

27

形之血，恐不能遽生，而无形之气，必且至尽散，此所以不先补血而先补气也"。若暴发崩中，出血过多而不止，以致昏厥晕倒，不省人事，当此危机之际，恐固本止崩汤缓难以济急，必须重用独参汤或参附汤，酌加姜炭、阿胶以回阳固脱。等苏复之后再进上方，较为安妥。并应询问病史，结合妇科检查，排除妊娠出血疾患或生殖器官损伤、肿瘤等。

加减当归补血汤

【来源】源于清·傅青主《傅青主女科·血崩·年老血崩 七》。

【组成】当归一两，酒洗　黄芪一两，生用　三七根末三钱　桑叶十四片

【用法】水煎服。

【功用】益气养血，收敛止血。

【主治】年老妇人血崩昏晕者。

【方解】方中重用当归补血活血以止血，黄芪补气健脾统血，三七乃止血圣药，急止崩下之血，有止血而不留瘀的特点，佐以桑叶以滋肾阴又有收敛之功。《本草从新》中记载桑叶"滋燥、凉血、止血"，桑叶性凉，可清热凉血止血。全方共奏益气养血，收敛止血之功。

【医论】夫补血汤乃气血两补之神剂，三七乃止血之圣药，加入桑叶者，所以滋肾之阴，又有收敛之妙耳。但老妇阴精既亏，用此方以止其暂时之漏，实有奇功，而不可责其永远之绩者，以补精之味尚少也。服此四剂后，再增入：白术五钱，熟地一两，山药四钱，麦冬三钱，北五味一钱，服百剂，则崩漏之根可尽除矣。(《傅青主女科·血崩·年老血崩 七》)

【临床应用】

1. 崩漏　吴某，45 岁，以月经紊乱，经量多，经期长半年于 2007 年 6 月 1 日就诊。患者在 2005 年底即月经量多、持续 10 余日，经期无规律。曾用中西药治疗效不显，前来就诊。现月经来潮 18 天，量时多时少、血块、色暗，伴小腹时痛、面色萎黄、四肢乏力、体倦，舌淡胖齿痕，脉细略数，诊为崩漏，证属脾气虚弱，用加味当归补血汤合固冲汤化裁：黄芪 50g，当归 20g，炒白术 12g，炒白芍 40g，阿胶 10g（烊化），桑叶 30g，党参 25g，煅龙骨 30g，煅牡蛎 30g，海螵蛸 15g，薜草 10g，棕榈炭 15g，仙鹤草 40g，三七 10g

（炖）。3 剂血止，继用归脾汤调治而愈。[刘国平，贺玉珍．加减当归补血汤治疗崩漏的体会．内蒙古中医，2010，（11）：52－53]

2. 咳血 男，32 岁，农民。1986 年 3 月 16 日初诊，患"支气管扩张"5 年之久，每遇感冒或劳累后即发，曾住院多次未能根治，本次因感冒而发，咳嗽，咳血量多，色鲜红，病已 3 天，经西药治疗，外感已解，咳嗽，咳血未除，面色萎黄，形体消瘦，气短乏力，舌淡苔白，脉细无力。证属：肺气耗散，血失统摄。治法以益气敛肺摄血。方药：黄芪 30g，当归 12g，霜桑叶 10g，三七粉 4g（冲），生地 15g，阿胶 15g（烊化），炙杷叶 10g，水煎服，3 剂，1 剂血减大半，3 剂血全止。后以上方去三七粉，熟地易生地，加山萸肉 10g，意在金水相生，以巩固疗效。1 年后随访，咳血未曾复发，感冒发病次数较前减少。[张华．加减当归补血汤在内科血证中的运用．陕西中医学院学报，1992，15（1）：25－26]

3. 吐血 男，40 岁。1987 年 10 月 3 日初诊，既往有"胃溃疡"病史 10 余年。每遇生冷饭食或食杂粮后，即感胃脘嘈杂疼痛，反酸，自服"维 U 颠茄铝镁片、复方氢氧化铝"等后可缓解。1 周前因饭食不当，上证复发，并吐血 2 次，每次约 150mL，为咖啡色，自服上药，效果不佳，随来就诊，胃脘闷疼，喜温喜按，面色萎黄神疲乏力，便溏色黑，舌淡边暗苔白，脉沉涩无力。证属：气虚络瘀、血不归经。治法为益气通络，引血归经。方药：黄芪 30g，当归 12g，霜桑叶 10g，三七粉 4g（冲），乌贼骨 10g，煅瓦楞 30g，伏龙肝 30g，炒白术 12g。水煎服，3 剂吐血反酸全止，原方去三七粉，嘱其继服半月，1 年后随访，吐血未再发生。[张华．加减当归补血汤在内科血证中的运用．陕西中医学院学报，1992，15（1）：25－26]

4. 便血 女，52 岁，农民。1987 年 2 月 9 日初诊，腹泻半年余，以血便为主，时夹有黏液。经西医诊断为"慢性非特异性溃疡性结肠炎"，每因劳累或饮食不当而加重，纳差消瘦，腹痛隐隐，喜温喜按，面色萎黄，舌淡苔白，脉沉细弱。证属脾虚气陷，血失统摄。治法为健脾益气摄血。方药：黄芪 30g，当归 12g，霜桑叶 10g，三七粉 4g（冲），焦白术 12g，伏龙肝 30g，槐米 12g，焦地愉 15g。3 剂血止。大便不实，后于原方去三七粉加党参，隔日 1 剂，连服月余而愈。[张华．加减当归补血汤在内科血证中的运用．陕西中医学院学报，1992，15（1）：25－26]

5. 尿血 男，15 岁，学生，1984 年 10 月 6 日初诊。患"急性肾小球肾炎"3 年，每年 10 月份复发。颜面浮肿，面色白，神疲微言，尿少，色如洗肉水状，舌淡体胖苔白，脉濡缓。查尿常规：蛋白（＋＋），红细胞（＋＋＋），管型少许。血红蛋白8g，红细胞2.6×10^{12}/L。证属脾肾气虚，水泛血溢。治法为健脾补肾，摄血利水。方药：黄芪30g，当归10g，霜桑叶10g，三七粉3g（冲），山药15g，白茅根30g，炒白术10g，茯苓15g，连翘30g，连服3剂。肿消血止，尿色如常。原方去三七粉，加山萸肉10g，丹皮10g，7剂。复查尿：蛋白转阴，红细胞消失。嘱上方隔日1剂，再服20剂。同时服用六味地黄丸，以巩固疗效，次年随访未复发。[张华. 加减当归补血汤在内科血证中的运用. 陕西中医学院学报，1992，15（1）：25－26]

【临证提要】本方加减应用：①岳美中老先生以病例形式介绍一例：是一育龄妇女，经数医医治无效，用此方加白芍一两、白术四钱收效，且认为白芍量也必须是一两以上，他说："用此方止血，关键在白芍、桑叶用量要大。根据《止园医话》载：白芍止血力大，我加入方中，常用一两以上大量，治愈多人"。有医家应用之，确有其效，只不过对有脾胃欠佳者，以炒用之，以防腹泻之虞。方中黄芪宜生用且剂量要大30～60g，功效为益气升清，配伍白术健脾利湿消肿，二者合用有强壮作用，可增强免疫功能，促进蛋白代谢。②对脾胃虚者可合张锡纯《衷中参西录》中的固冲汤。因张氏固冲汤对脾胃虚弱、中气不足、血失统摄者有良效，加之方中止血药多，所以收效更佳。③偏血热者可合张志远先生的地榆、贯众、白头翁以清热凉血，因三味药皆为苦寒之品，有凉血作用。在许多本草书中均言有治崩漏之力，事实证明，的确疗效甚佳。"它们在止血方面的区别是：地榆味酸偏于收敛，贯众促进宫缩，侧重清热解毒，白头翁祛瘀生新，兼消积聚。三药配伍使用，不仅能清热泄火，尚有涩以固脱和祛瘀生新相辅相成的特殊功能"。[刘国平，贺玉珍. 加减当归补血汤治疗崩漏的体会. 内蒙古中医，2010，11：52－53]

引精止血汤

【来源】源于清·傅青主《傅青主女科·血崩·交感出血 九》。

【组成】人参五钱　白术一两，土炒　茯苓三钱，去皮　熟地一两，九蒸　山萸肉五钱，蒸　黑姜一钱　黄柏五分　芥穗三钱　车前子三钱，酒炒

【用法】水煎服。

【功用】益气健脾，补肾止血。

【主治】交感出血。

【方解】此方用参术以补气，用地、萸以补精，精气既旺，则血管流通；加入茯苓、车前以利水与窍，水利则血管亦利；又加黄柏为引，直入血管之中，而引凤精于血管之外；芥穗引败血出于血管之内；黑姜以止血管之口。

【医论】妇人有一交合则流血不止者，虽不至于血崩之甚，而终年累月不得愈，未免血气两伤，久则恐有血枯经闭之忧。此等之病，成于经水正来之时交合，精冲血管也。夫精冲血管，不过一时之伤，精出宜愈，何以久而流红？不知血管最娇嫩，断不可以精伤。凡妇人受孕，必于血管已净之时，方保无虞。倘经水正旺，彼欲涌出而精射之，则欲出之血反退而缩入，既不能受精而成胎，势必至集精而化血。交感之际，淫气触动其旧日之精，则两相感召，旧精欲出，而血亦随之而出。治法须通其胞胎之气，引旧日之集精外出，而益之以补气补精之药，则血管之伤，可以补完矣。方用引精止血汤。连服四剂愈，十剂不再发。然必须慎房帏三月，破者始不至重伤，而补者始不至重损，否则不过取目前之效耳。其慎之哉！宜寡欲。（《傅青主女科·血崩·交感出血 九》）

【临床应用】

1. 男子房帏交感精血混出　唐汝梅用此方治男子房帏交感精血混出22例，基本方：山萸肉18g，党参、车前子各15g，炒白术、熟地、荆芥穗各12g，茯苓、黑姜各10g，黄柏6g。加减：阴虚火旺明显者，去党参、白术，加龟板胶、炒知母、山栀、丹皮；小腹胀痛甚者，加橘核仁、醋香附。痊愈12例，显效6例，有效2例，无效2例，总有效率90.9％。

典型案例：王某，男，46岁。1989年8月27日初诊。近月来房帏排精红白相兼，并感会阴部坠胀刺痛，房事后小腹胀痛，似有气攻冲而牵及腰部，头晕，口苦，喜冷饮，胸闷脘胀，食则加剧，舌质红，苔薄黄腻，脉细弦滑数。证属相火妄动，精伤络损，血瘀气滞。治宜补精益阴，泄火行气之法。方拟引精止血汤加减：生地、龟板胶、丹皮各15g，熟地、山萸肉各12g，炒黄柏9g，黑芥穗、橘核仁各10g，黑姜炭、焦山栀、肥知母、醋香附各6g。5剂。二诊（9月3日）：药后会阴疼痛减轻，但食后脘闷不适，再拟原方去山栀加神曲12g。5剂。三诊（9月8日）：症状已基本消失，房帏时精液如常。复拟益肾养肝之剂20剂以资调理。[唐汝梅．引精止血汤治疗房帏交感精血混出．安徽中医临床杂志，1996，8（4）：158－159]

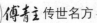

2. 更年期功能性子宫出血　李萍报道近年来运用《傅青主女科》引精止血汤治疗更年期功能性子宫出血 10 例。10 例患者均来自门诊，年龄平均在 45 ~ 55 岁之间；病程长者 0.5 年，短者 30 天，经 B 超诊断排除子宫肌瘤，子宫腺肌症，子宫内膜异位症，宫颈癌等各种器质性病变。临床表现为不明原因的阴道出血，时多时少，倦怠乏力，纳差失眠，心悸，时有腰酸背痛，头晕，面色㿠白，舌淡胖，有齿痕，苔薄白，脉沉细无力。诊为更年期子宫功能性出血症。引精止血汤具有益气健脾、消炎止血的功效。其药物组成：人参 15g（另包），白术 30g，茯苓 9g，熟地黄 30g（久蒸），山茱萸 15g，炮姜 3g，黄柏 1.5g，黑荆芥 9g，车前子 30g（布包），贯众炭 3g（研粉冲服），水煎服，早晚 2 次分服，日 1 剂，5 剂为 1 疗程。

典型病例：唐某，女，48 岁，汉族，干部。2004 年 9 月 15 日初诊。自诉 8 月 1 日到上海出差时月经来潮，今已月余，曾在上海某西医院治疗，并输液（用药不详），但无效。至今仍淋漓不断，血量较前有所增多。现腰背酸痛，头微晕，体乏，口淡无味，面色㿠白，舌淡胖有齿痕，苔薄白，脉虚弱无力。B 超提示：子宫大小正常，内膜稍厚，双侧附件未见异常，依据以上症状，诊断为更年期子宫功能性出血，遂予引精止血汤，服药 2 剂血已减少，再 3 剂血已止。三诊时嘱其再服 5 剂以防复发。[李萍. 引精止血汤治疗更年期子宫功能性出血 10 例. 河南中医学院学报，2005，20（4）：67]

3. 交感出血　史国平报道自 1989 ~ 1999 年选用《傅青主女科》引精止血汤治疗此症 140 例，140 例中年龄 23 ~ 30 岁 31 例，31 ~ 40 岁 91 例，41 ~ 45 岁 18 例。病程最短 15 天，最长 13 年。出血发生在月经期间 90 例，产褥期 22 例，人工流产后子宫内膜修复期 28 例。诊断标准是：在月经来潮期间、产褥期、人工流产后子宫内膜修复期进行性生活所致不规则流血。排除其他疾病所致的阴道出血。内服引精止血汤，方剂组成：党参、白术、熟地各 30g，山萸肉、车前子（包煎）各 15g，黑荆芥、茯苓各 9g，黑干姜 3g，黄柏 1.5g。每日 1 剂，水煎 2 次，取汁 500mL，分 2 次服。服药期间停用其他一切止血类药物。140 例经服 3 ~ 5 天后，阴道不规则流血均获止住，有效率达 100%。

典型病例：杨某，36 岁。1990 年 1 月 22 日诊。患者剖腹产后不规则阴道流血 3 月余，量少，面色不华，贫血貌，气短，纳差，畏寒，头痛，口无味，反酸水，阵发性心慌，两膝关节酸痛发冷。舌淡胖而嫩、苔白，脉细数。经妇科治疗，疗效不显，追问病史，获悉在此期间有性生活。遂予引精止血汤。服 5 剂，阴道出血由缓解而止住，因伴有气血两亏及瘀血凝滞见症，改用加味桃红四物汤善后。

典型病例：毕某，38 岁。1990 年 3 月 31 日诊。患者阴道不规则出血已 13 年，并与崩漏交替出现，少有干净时日。神萎，面色不华，贫血貌，气短，喜叹息，常有呃逆，盗汗，纳呆，便秘，头痛头晕，齿衄，两肋疼痛，两髂部疼痛麻木，两下肢厥冷。询知 13 年前曾有子痫病史。妇科检查，子宫稍大，稍软，宫颈Ⅱ度糜烂。B 超示子宫腔内未见占位性病变。舌绛而边有瘀斑、苔少，脉沉细。处予引精止血汤。服 5 剂后，阴道出血已止。因其病程较长，有气血两亏，及寒凝肝郁等见症，改用补气益血、温经祛瘀、疏肝理气等方药调治，逐渐恢复健康。[史国平 . 引精止血汤治疗交感出血 140 例. 浙江中医杂志 . 2000，35（10）：425]

【临证提要】 引精止血汤是《傅青主女科》上记载治疗男女交感出血的良方，傅氏提出"经本于肾"的辨证方法，又据《诸病源候论·妇人杂病》云："漏下之病由劳伤气血……冲任之脉虚损，不能制约经血，故血非时而下，淋漓或漏也。"前人对病机论述深刻且透彻。方中诸药合用益气健脾，消炎止血，又祛肾中浮火，故效果显著。临床上不仅治疗男子房帏交感精血混出、女子交感出血，还可治疗更年期功能失调性子宫出血。

平肝开郁止血汤

【来源】 源于清·傅青主《傅青主女科·血崩·郁结血崩 十》。

【组成】 白芍一两, 醋炒　白术一两, 土炒　当归一两, 酒洗　丹皮三钱　三七根三钱, 研末　生地三钱, 酒炒　甘草二钱　黑芥穗二钱　柴胡一钱

【用法】 水煎服。

【功用】 平肝解郁，清热止血。

【主治】 肝郁血热所致崩漏。

【方解】 方中妙在白芍之平肝，柴胡之开郁，白术利腰脐，则血无积住之虞。荆芥通经络，则血有归还之乐。丹皮又清骨髓之热。生地复清脏腑之炎。当归、三七于补血之中，以行止血之法，自然郁结散而血崩止矣。

【医论】 妇人有怀抱甚郁，口干舌渴，呕吐吞酸，而血下崩者，人皆以火治之，时而效，时而不效，其故何也？是不识为肝气之郁结也。夫肝主藏血，

气结而血亦结，何以反至崩记？盖肝之性急，气结则其急更甚，更急则血不能藏，故崩不免也。治法宜以开郁为主，若徒开其郁，而不知平肝，则肝气大升，肝火更炽，而血亦不能止矣。方用平肝开郁止血汤。一剂呕吐止，二剂干渴除，四剂血崩愈。（《傅青主女科·血崩·郁结血崩 十》）

【临床应用】

功能失调性子宫出血

（1）张贵兰用此方治疗血崩30例，痊愈27例，好转3例。处方：柴胡7g，丹皮9g，白芍、生地黄、当归各15g，甘草6g，黑芥穗15g，三七4g，阿胶10g（烊化），白术15g，续断15g。水煎，分2次服，日1剂。15剂为1疗程。[张贵兰. 治疗血崩30例临床观察，河北中医.1989，11（5）：33]

（2）饶惠玲应用平肝开郁止血汤加味治疗功能性子宫出血10例，显效8例，有效1例，无效1例。处方：白术、柴胡各9g，白芍25g，生地黄2g，丹皮、当归各9g，甘草、黑芥穗、三七参各6g（冲），茜草9g。[饶惠玲 杨燕生 董廷仁 孙久玲. 中西医结合治疗功能性子宫出血84例，山西医药杂志.1979，（4）：9-11]

【临证提要】肝属木，主藏血而司疏泄，喜条达而恶抑郁。若情志抑郁，最易伤肝。肝郁则木不条达，疏泄失常；郁久则易化火，火气上炎，则津液被伤而口干舌渴；木横恶土，则胃失和降而呕吐吞酸；肝气郁结，疏泄失常，血失所藏而崩。本病既由肝郁火逆引起，法应平肝解郁。郁解则木自达，木达则火平，血自归经而得藏。方用平肝解郁止血汤。此方为逍遥散加减变化而成，方中重用白芍、当归养血平肝以解郁；大量白术以健脾统血；柴胡疏肝解郁；丹皮、生地清肝之郁火，凉血止血；三七、黑芥穗止血归经。诸药合用共奏平肝解郁，清热止血之功。

逐瘀止血汤

【来源】源于清·傅青主《傅青主女科·血崩·闪跌血崩》。

【组成】生地一两，酒炒　大黄三钱　赤芍三钱　丹皮一钱　当归尾五钱　枳壳五钱，炒　龟板三钱，醋炙　桃仁十粒，泡炒研

【用法】水煎服。

【功用】活血化瘀，止痛。

【主治】跌扑闪挫外伤所致血崩。

【方解】此方重用生地，清热凉血；归尾、赤芍、桃仁化瘀止痛；丹皮清热凉血；大黄凉血逐瘀；枳壳下气，佐大黄以促其涤荡瘀热之功；龟板既可祛瘀，又可养阴，有去瘀生新之功。诸药共奏活血化瘀，理血归经，止痛之效。此方之妙，妙于活血之中，佐以下滞之品，故逐瘀如扫，而止血如神。

【医论】妇人有升高坠落，或闪挫受伤，以致恶血下流，有如血崩之状者，若以崩治，非徒无益而又害之也。盖此症之状，必手按之而疼痛，久之则面色萎黄，形容枯槁，乃是瘀血作祟，并非血崩可出。倘不知解瘀而用补涩，则瘀血内攻，疼无止时，反致新血不得生，旧血无由化，死不能悟，岂不可伤哉！治法须行血以去瘀，活血以止疼，则血自止而愈矣。方用逐瘀止血汤。一剂疼轻，二剂疼止，三剂血亦全止，不必再服矣。此方之妙，妙于活血之中，佐以下滞之品，故逐瘀如扫，而止血如神。或疑跌闪升坠，是由外而伤内，虽不比内伤之重，而既已血崩，则内之所伤，亦不为轻，何以只治其瘀而不顾气也？殊不知跌闪升坠，非由内伤以及外伤者可比。盖本实不拨，去其标病可耳，故曰急则治其标。凡跌打损伤致唾血，呕血皆宜如此治法，若血聚胃中，宜加川厚朴一钱半，姜汁炒。（《傅青主女科·血崩·闪跌血崩》）

【临床应用】

1. 宫内节育器所致月经失调

（1）杜林，秦应娟用逐瘀止血汤内服治疗宫内节育器致月经异常50例。结果：月经过多22例中，显效12例，有效8例，无效2例，总有效率为90.9%；经期延长11例中显效7例，有效4例，总有效率为100%；月经先期17例中，显效9例，有效5例，无效3例，总有效率为82.4%。处方：生地炭20g，赤芍10g，丹皮10g，桃仁10g，当归10g，大黄6g，枳壳10g，龟板15g。每日1剂，水煎分早中晚3次服，均于下次月经前3天始服，连服7剂，以两个月经周期为1疗程，第三个月经周期停药观察疗效。治疗期间停用其他药物。辨证加减：气短、乏力者加党参12g、黄芪10g；咽干口燥者加地骨皮12g、白芍15g；身重苔腻者去龟板加黄柏12g、茅根15g；腰痛头晕者加寄生、杜仲炭各15g；少腹胀痛甚者加刘寄奴、香附各12g。

典型病例：叶某，女，31岁，1995年10月初诊。患者平素月经正常，半年前置节育环后致月经提前1周左右来潮，常持续至第10天。就诊时月经提前8天而至，经量多、色暗红，质黏稠有块，伴少腹刺痛，有时坠胀痛，经前及经期心烦易怒，睡眠差，口干欲冷饮，舌红苔薄黄，脉弦数。此属瘀热互结、胞络阻滞、冲任失调所致，投逐瘀止血汤以活血清热、调理冲任。3剂后经量显减，血块消失，腹痛缓解。继守方4剂内服后，经净、腹痛止。第二个月经周期如法调治后停药，此后月经期量色质正常。随访半年，症状无复发。[杜林，秦应娟. 逐瘀止血汤治宫内节育器致月经异常50例. 四川中医，2004，22（4）：60]

（2）李旭京等采用加减逐瘀止血汤治疗放环后月经失调48例，观察患者月经周期、经期、经量等变化情况。结果：治疗后显效23例（占47.9%），有效21例（占43.8%），无效4例（占8.3%），总有效率为91.7%。基本方：生地、生蒲黄（包煎）各15g，炙龟板（先煎）、炒川断、山药各12g，当归、赤芍、丹皮、炒五灵脂各10g，大黄炭、枳壳各6g。若月经量多如冲，加旱莲草、仙鹤草各15g，乌贼骨20g；兼有心肝郁火，胸闷烦躁者，加黑山栀12g，黄芩10g；平时赤白带下，纳减，舌苔黄白腻者，加薏苡仁、败酱草各15g，茯苓10g；小腹冷痛者，加艾叶10g，乌药12g；气血虚弱加黄芪20g，炒白术10g；气阴两虚明显加太子参12g，麦冬10g。服药方法：经行量多或经前淋漓不净宜经前5～7天开始服药；经期延长或月经淋漓不断即服上方，每日1剂，连服7～10天，3个月为1疗程。

典型病例：徐某，女，35岁，已婚，2002年12月10日初诊。经期延长，12～15天方净。已婚已产，既往月经规律，5～7/30天，量中，色红，无块。于9个月前行上环术，放环后月经量较前明显增多，周期规律，行经时有血块，伴轻微腹痛，透视环位正常。曾于行经期就诊于当地诊所，予青霉素、灭滴灵等静脉点滴行抗炎治疗，以及氨甲苯酸注射液、酚磺乙胺等止血，开始尚有效，近几个月用之效不佳。来诊时诉平日多伴腰坠胀痛，口干心烦。舌暗尖红、苔薄黄，脉细。证属瘀热蕴结，伴气阴亏虚。正值行经之日，予逐瘀止血汤加味，药用：生地、生蒲黄（包煎）各15g，炙龟板（先煎）、炒川断、山药、麦冬各12g，当归、赤芍、丹皮、炒五灵脂各10g，大黄炭、枳壳各6g，乌贼骨20g。连服6剂血止，继服4剂以巩固疗效。经连续使用3个月经周期停药，随访1年未复发。[李旭京，厉健. 加减逐瘀止血汤治疗放环后月经失调48例. 山西中医，2004，20（30）：20]

（3）郭涛荣等用逐瘀止血汤加减治疗上环后月经失调24例，治愈11例，显效7例，有效4例，无效2例。采用逐瘀止血汤加减进行治疗。基本方：生地、茜草根各15g，当归12g，赤芍、丹皮、龟板、枳壳各9g，制香附、大黄炭各 10g，益母草 20g。加减：出血量多者加仙鹤草 30g 、旱莲草 20g，地榆炭 12g、阿胶 6g（烊化），或吞服云南白药 0.5g，每日 2 次；腰骶疼痛者加桑寄生、续断各 12g，延胡索 9g；气滞加柴胡 9g，青皮 12g；气虚加党参 15g，升麻 10g。水煎，每日 1 剂，分 2 次服。月经先期量多者于月经周期前 6～8 天始服上方，每日 1 剂，连服 6 剂；月经淋漓不断，出血时间过长者可见出血即服，每日 1 剂，连服 3～5 剂。

典型病例：姜某，29 岁，2001 年 4 月 16 日初诊。主诉：阴道出血 20 余天。患者以往月经的期、量均正常，色暗红，时有血块。3 月 26 日上环后见有少量出血、腰酸 、小腹隐痛，30 日因持重摔倒，即出现腰及小腹刺痛拒按，继则阴道出血量多，色暗红夹有紫血块。西医曾用安络血、维生素 E、当归片等药治疗半月余，效果不佳。症见阴道出血时多时少有紫血块，腰骶小腹刺痛，面色萎黄，神疲，舌质淡暗有瘀斑，舌下脉络有迂曲，脉沉涩。方用：生地、当归、茜草根各 15g，赤芍、丹皮、龟板、枳壳、玄胡索各 9g，制香附、大黄炭各 10g，桑寄生、续断各 12g，益母草 20g。3 剂，水煎分 2 次服。4 月 20 日二诊：服上方后下紫血块不少，小腹酸痛有减。上方又服 3 剂。4 月 24 日三诊：服上方后出血量大减，腹也不痛，腰还稍酸，面白神疲。上方去赤芍、茜草根，加党参 12g，3 剂水煎服。服药后不再出血，以人参养荣丸善后调理。随访半年，月经期、量 、色 、质均已正常。[郭涛荣，苏保华.逐瘀止血汤治疗上环后阴道出血.四川中医.2004,22（12）：61]

2. 宫内节育器致子宫异常出血 蔡雪芬等应用加味逐瘀止血汤治疗宫内节育器致子宫异常出血 57 例，疗效满意。药物组成：当归 10g，丹皮 10g，桃仁 10g，赤芍 12g，生地 12g，龟板 20g、大黄炭 10g，血竭 0.9g（吞服），白花蛇舌草 30g，枳壳 5g。加减：头晕加枸杞子 10g，钩藤 18g；便秘加瓜蒌仁 15g；便溏去桃仁，改用泽兰 10g。服法：行经第 1 天给予加味逐瘀止血汤，1 天 1 剂，煎服 2 次，7 剂为 1 个疗程，1 个月经周期服 1 个疗程，连用 3 个疗程，停药观察 3 个月经周期。逐瘀止血汤来自《傅青主女科》，本方加用血竭、白花蛇舌草二药可提高清热化瘀止血作用，用之屡屡见效本方重在祛瘀，又不失扶正，故能通血脉、消瘀血，使冲任得固，离经之血得以归经而血止，经络通而不痛。[蔡雪芬，蔡雪霞，余平，许泓.加味逐瘀止血汤治疗宫内节育器致子宫异常出血 57 例疗效观察.中国中药杂志，2002.27（9）：708]

3. 青春期功能性子宫出血 王青等运用逐瘀止血汤加味治疗青春期功能性子宫出血 36 例，痊愈 14 例，好转 19 例，未愈 3 例，总有效率 91.7%；药物组成：当归 10g，枳壳 10g，生地 10g，大黄炭 6g，白芍 15g，炙龟甲 9g，丹皮10g，桃仁 10g，女贞子 15g，旱莲草 15g。加减：淋漓不断，色紫黑，有血块，加三七粉 3g（另吞）；血去气弱，面色苍白，神疲乏力，加黄芪，党参各 15g，枸杞子 15g；大便溏者，加砂仁 6g（后下）；血瘀夹热者，加大小蓟，仙鹤草各10g；血瘀夹寒者，加艾叶、官桂各 5g。每日 1 剂，加水 600mL，煎取 150mL，二煎加水 300mL，煎取 100mL，两煎混合分 2 次服用。血止后继续服药至下次月经来潮停药。以后每于月经来潮前 1 周开始服药，至月经来潮。连用 3 个月为 1个疗程。[王青，王树红. 逐瘀止血汤加味治疗青春期功能性子宫出血 36 例. 包头医学院学报. 2009，25（2）：198]

4. 药物不全流产　张文山给药物流产后的患者加服逐瘀止血汤，175 例中没有 1 例再清宫，阴道流血时间平均为 4.92 天，阴道流血量统计，少量为174 例，中量 1 例，效果显著。既起到药物清宫作用，减少子宫内膜损伤与感染机会，又祛除瘀血，加速子宫复旧，对流产后的康复起到良好作用，同时又减轻患者的痛苦与经济负担。处方：当归、桃仁、炮姜炭、炒五灵脂、蒲黄炭、金银花炭、黄柏、延胡索各 9g，川芎、制香附各 6g。此逐瘀止血汤为生化汤与失笑散化裁而成。生化汤出自《傅青主女科》，主治"产后瘀血腹痛，恶露不行，小腹疼痛"。方中当归、川芎、桃仁、制香附、延胡索活血行气止痛，炮姜炭温经散寒、止痛止血。失笑散中炒五灵脂配蒲黄炭，功用活血散结、祛瘀止痛；黄柏、金银花炭消炎止血，预防感染。逐瘀止血汤主旨立足于祛瘀、止血两大点，同时辅以养血理血、行气止痛。[张文家. 逐瘀止血汤防治药物不全流产 175 例. 安徽中医学院学报，2004，23（5）：22]

5. 经期延长　冯蓓应用逐瘀止血汤加减治疗经期延长 35 例。结果痊愈25 例，好转 7 例，未愈 3 例，总有效率为 91.4%。处方：生地 30g，大黄 9g，赤芍 9g，丹皮 3g，归尾 10g，桃仁 9g，龟板 5g。加减：血块较多者，加田七末 6g（冲服）、茜草根 15g，蒲黄 15g；脾气虚加北芪 30g、白术 20g、升麻5g；腹胀腹痛加香附 15g，延胡索 15g；阴虚血热加女贞子 20g、旱莲草 20g、黄柏 10g。于月经第 1 天开始服药，每日 1 剂，水煎服，连续服药至第 4 天停药，为 1 疗程，一般治疗 3 个疗程。[冯蓓. 逐瘀止血汤加减治疗经期延长 35 例. 四川中医，2006，24（3）：77]

【临证提要】　仔细探究不难看出本方由桃红四物汤合桃核承气汤加减化裁而成。虽然傅氏初设本方为治跌扑闪挫外伤所致血崩，但临床上不可局限于此，从以上临床应用可知宫内节育器所致月经失调、青春期功能性子宫出血、药物不全流产、经期延长等临床上辨证属瘀热互结伤阴，灵活应用本方，或可获良效。

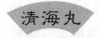

清海丸

【来源】源于清·傅青主《傅青主女科·血崩·血海太热血崩》。

【组成】大熟地一斤，九蒸　山萸十两，蒸　山药十两，炒　丹皮十两　北五味二两，炒　麦冬肉十两　白术一斤，土炒　白芍一斤，酒炒　龙骨二两　地骨皮十两　干桑叶一斤　玄参一斤　沙参十两　石斛十两

【用法】上十四味，各为细末，合一处，炼蜜丸桐子大，早晚每服五钱，白滚水送下。

【功用】补益肝肾，滋阴降火。

【主治】阴虚血海热盛血崩。

【方解】此方以麦味地黄丸减茯苓、泽泻，加沙参、石斛、玄参、桑叶、白芍、地骨皮，此皆为清热养阴之品。白术健脾摄血，龙骨收涩止血。全方滋阴降火、补益肾、肝、脾而止血。傅氏曰："此方补阴而无浮动之虑，缩血而无寒凉之苦，日计不足，月计有余，潜移默夺，子宫清凉，而血海自固。倘不揣其本而齐其末，徒以发灰、白矾、黄连炭、五倍子等药末，以外治其幽隐之处，则恐愈涩而愈流，终必至于败亡也。可不慎与！"

【医论】妇人有每行人道，经水即来，一如血崩，人以为胞胎有伤，触之以动其血也，谁知是子宫血海因太热而不固乎！夫子宫即在胞胎之下，而血海又在胞胎之上。血海者，冲脉也。冲脉太寒而血即亏，冲脉太热而血即沸，血崩之为病，正冲脉之火热也。然既由冲脉之热，则应常崩而无有止时，何以行人道而始来，果与肝木无恙耶？夫脾健则能摄血，肝平则能藏血。人未入房之时，君相二火，寂然不动，虽冲脉独热，而血亦不至外驰。及有人道之感，则子宫大开，君相火动，以热招热，同气相求，翕然齐动，以鼓其精房，血海泛滥，有不能止遏之势，肝欲藏之而不能，脾欲摄之而不得，故经水随交感而至，若有声应之捷，是唯火之为病也。治法必须滋阴降火，以清血海而和子宫，则终身之病，可半载而除矣。然必绝欲三月而后可。方用清海丸。(《傅青主女科·血崩·血海太热血崩》)

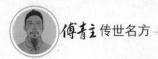

【临床应用】

崩漏 徐维德等应用加味清海丸治疗崩漏 40 例，以加味清海丸为基本方：熟地 30g，山药 15g，山萸肉 15g，丹皮 10g，龙骨 30g，白术 10g，白芍 15g，桑叶 10g，玄参 15g，沙参 10g，石斛 10g，三七 5g（冲）（原方中少三七）。5 剂 1 个疗程，1 疗程流血未止的续服，个别月经后流血持续不止的，嘱在每次经水适来时连服 2 疗程，最多 3 个月经期，6 个疗程。40 例中，39 例治愈（崩漏停止，月经周期 25 天以上，量不多，经期少 5 天），1 例无效（为 1 例卵巢囊肿患者，经 B 超确诊后服 5 剂药流血未净，因故别处治疗）。最少服用 5 剂，最多 3 个月 6 疗程 30 剂，平均 17 剂，血流停止最快者为 3 天。血量减少见效最快为 1 剂，最多为 7 剂。[徐维德，闫泽山．加味清海丸治疗崩漏 40 例．宁夏医学杂志．2003.25（8）：498]

【临证提要】 临床上本方多用于崩漏，正如《妇科经论》云："血属阴，静则循经荣内，动则错经妄行，故七情过极则五志亢盛，经血暴下，久而不止，谓之崩中，治法初用止血，以塞其流；中用清热凉血，以澄其源；末用补血，以复其旧。若止塞其流，不澄其源，则滔天之势不能遏；若止澄其源，而不复旧，则热阳上浮无以止，不可在审也。"本方以清热养阴为主，兼补气以生血，适用于崩漏的中末期，即不可用于经血暴下，因其方中止血作用欠佳。

清经散

【来源】 源于清·傅青主《傅青主女科·调经·经水先期十五》。

【组成】 丹皮三钱　地骨皮五钱　白芍三钱，酒炒　大熟地三钱，九蒸　青蒿二钱　白茯苓一钱　黄柏五分，盐水浸炒

【用法】 水煎服。

【功用】 疏肝解郁，养血调经。

【主治】 肾中水亏火旺，经行先期量多者。

【方解】 清经散祛热而不伤阴，以调整月经周期为治疗目的。方中丹皮凉血清热，泻血分伏火；地骨皮、黄柏泻肾火；青蒿以清阴分之热；生地凉血养阴；白芍益阴敛肝；茯苓行水泄热，又可宁心。本方以清热泻火药为主，抑

阳以配阴，少佐滋阴药，使火泻而液不伤，用于火热而水有余之实热证，火热泻后血海得以安宁则经自调。

【医论】 妇人有先期经来者，其经甚多，人以为血热之极也，谁知是肾中水火太旺乎！夫火太旺则血热，水太旺则血多，此有余之病，非不足之症也。故先期而来多者，火热而水有余也。由于素体阳盛，或嗜食辛辣，或肝郁化火，血分郁热，热伏冲任，扰动血海，致月经先期而量多。证属火热过盛，迫血妄行。其治之法但少清其热，不必泄其水也。方用清经散。此方虽是清火之品，然仍是滋水之味，火泄而水不与俱泄，损而益也。全方共奏清火滋水之功，使火热降而阴不损，故治水火太旺之经水先期量多每有良效。（《傅青主女科·调经·经水先期十五》）

【临床应用】

1. 月经过多 于某，女，36 岁，2003 年 6 月初诊。主诉：月经量多半年。曾作 B 超检查提示：盆腔未及器质性病变，已排除内分泌腺疾患。服用云南白药、安络血等药治疗，疗效欠佳。刻下：月经周期第 6 天仍量多，色深红质黏稠、有血块，小腹胀痛，面红烦热口渴，大便秘结，小便短黄，舌质红，苔黄，脉滑数。诊为月经过多，属血热型。以清经散为主方，清热凉血固经，随证加减服用 3 剂后症状好转，经量减少，于第 8 天经净。后于月经周期第 14 天又续服 3 剂，持续调理 4 个月经周期，诸症消失，月经量、色、质均正常。［邵淑霞，李晓彤. 清经散治疗月经过多 35 例. 四川中医，2006，24（5）：84］

2. 经间期出血 戚某，女，32 岁。2010 年 4 月 17 日初诊。近半年来每于月经干净后 7 天左右，阴道见有少量出血，持续 3～7 日干净，月经周期基本正常，伴烦躁易怒，乳房胀痛，面有痤疮，纳寐可，二便调，舌红，苔薄白，脉弦细，有甲亢史。末次月经 2010 年 4 月 9 日。妇科检查及 B 超示子宫附件未见异常。西医诊断：排卵期出血；中医诊断：经间期出血，中医辨证为阳盛实热证，治宜清热养阴，凉血止血调经。药用清经散合二至丸加减治疗。处方：生地 15g，青蒿 10g，黄柏 10g，茯苓 10g，地骨皮 15g，丹皮 10g，白芍 10g，栀子 10g，女贞子 15g，旱莲草 30g，棕榈炭 10g，贯众炭 15g，仙鹤草 30g，芥穗炭 10g，柴胡 10g，公英 30g，败酱草 20g。7 剂，日 1 剂，水煎服，并嘱其测量基础体温。二诊（2010 年 4 月 24 日）：末次月经 2010 年 4 月 9 日，基础体温未升，阴道出血未见，心烦减轻，痤疮仍有，舌红苔薄白，脉弦细，根据现在症状，上方加白芷 10g，6 剂水煎服，法同上。三诊（2010 年 4 月 30 日）：末次月经 4 月 9 日，基础体温上升 5 天，未见出血，痤疮减轻，舌淡红苔薄白，脉弦。根据女性月经周期不同阶段的生理变化，前方减败酱草、黄柏、棕榈炭、贯众炭、仙鹤草、芥穗炭，加鸡血藤30g，泽兰20g，益母草30g，丹参30g，鹿角霜10g，7剂，水煎服。月经后继续遵前法证加减服用汤剂1个月，2个月后停药未复发。[折利娜，夏阳. 清经散合二至丸加减治疗经间期出血30例. 四川中医，2011，29（10）：81]

3. 黄体功能不全 钟驰秀将109例患者分为两组，治疗组采用清经散加减治疗，对照组采用HCG治疗。测定治疗前后E_2、P，结果显示治疗组黄体期E2、P明显升高，黄体期和月经周期延长，中医症候积分下降更为明显，表明中药治疗能够取得较好的疗效。[钟秀驰. 清经散加减治疗黄体功能不全55例临床研究. 新中医，2009，41（9）：55－56]

【临证提要】 月经量多患者，临床总以血热的病因占绝大多数，正如《万全妇人秘科》云："经水来太多者，不问肥瘦皆属热也。"阳盛则热，热伏冲任，迫血妄行，血溢不守，因而月经过多。《证治准绳·女科》："若阳气乘阴，则血流散溢，经所谓天暑地热，经水沸溢，故令乍多。"证见经来量多如注，色深红质黏稠，口干烦渴喜冷饮，便秘溲黄，舌质红苔黄，脉数。热扰冲任、血内蕴热，治宜清热、凉血、固冲。遵《傅青主女科》之清经散以祛热而不伤阴。

两地汤

【来源】 源于清·傅青主《傅青主女科·调经·经水先期十五》。

【组成】 大生地一两, 酒炒　玄参一两　白芍药五钱, 酒炒　麦冬肉五钱　地骨皮三钱　阿胶三钱

【用法】 水煎服。

【功用】 滋阴清热。

【主治】 阴虚血热之经水先期量少。

【方解】 方中以生地、地骨皮清骨中之热而滋肾阴，玄参滋阴生津，麦冬润肺清心，以滋水之上源而降心火，使心火不炎而水火既济，阿胶以养血滋阴，白芍柔肝。全方不用苦寒清热，而重用甘寒养阴，从而达到"水盛而火自平，阴生而经自调"之目的。

【医论】

又有先期经来只一二点者，人以为血热之极也，谁知肾中火旺而阴水亏乎！先期者火气之冲，多寡者水气之验，先期而来少者，火热而水不足也。素体阴虚或失血伤阴，而生内热，热扰冲任，血海不宁而致月经先期量少。治之法不必泄火，只专补水，水既足而火自消矣，亦既济之道也。即治宜滋阴为主，兼以清热。方用两地汤。（《傅青主女科·调经·经水先期十五》）

【临床应用】

1. 月经先期 王某某，女，24岁，已婚。2007年6月10日诊。诉4个月前药流1次，因出血不止曾行清宫术。以后出现月经紊乱，每月提前10天左右，量少色红、质稠、心烦、咽干，诊之舌质红，苔少，脉细数。予两地汤治疗，药物：生地、玄参、麦冬各15g，地骨皮10g，阿胶20g（烊化兑服），白芍药10g、水煎服，服3剂而痊愈，6个月后随访无复发。[秦理. 两地汤治疗月经病的体会. 中国中医药现代远程教育，2008，6（12）：1507]

2. 经间期出血 吴某某，女，30岁，已婚。2008年1月18日，患者诉4个月来，在2次月经中间见阴道出血，量中等，色鲜红，质黏稠，失眠，腰酸头晕，五心烦热，诊之舌质红、无苔、脉细数。拟两地汤合二至丸。药物：阿胶20g（烊化兑服），玄参、麦冬、生地各15g，白芍12g，地骨皮12g，女贞子15g，旱莲草25g，水煎服，5剂。2个月后随访无复发。[秦理. 两地汤治疗月经病的体会. 中国中医药现代远程教育，2008，6（12）：1507]

3. 经期延长 李志伟采用"两地汤"与醋酸甲羟孕酮分组对比治疗虚热型经期延长各30例，进行临床疗效观察，结论：治疗组"两地汤"治疗虚热型经期延长临床疗效肯定，尤其是复发性与对照组比较，有明显的优势。[李志伟，王琪. 两地汤治疗虚热型经期延长的临床疗效观察. 贵阳中医学院学报，2011，33（1）：79-80]

4. 崩漏 石梅仙用两地汤加减治疗崩漏82例，其中青春期崩漏52例，上环后出血30例。结果：青春期崩漏患者中治愈31例，有效18例，无效3例，总有效率94.2%。上环后出血患者治愈19例，有效8例，无效3例，总有效率90.0%。[石梅仙. 两地汤灵活应用治疗崩漏临床观察. 临床医药实践，2011，20（4）：312-313]

5. 精液量少 患者，男，28岁，1999年3月13日就诊。婚后3年不育，性生活正常，配偶曾做多项检查，排除女方不孕因素。曾多次做精液检查，量均在0.3~1mL之间。曾四处求诊1年余，未见明显疗效。观其以前所服之药，大多为壮阳之品。查睾丸发育正常。患者稍感乏力，口干，心烦失眠，舌质红、苔薄白、脉细。诊断：精液量少。治宜补肾精，清虚热。两地汤加减：生地黄、熟地黄各15g，玄参15g，白芍20g，麦冬15g，地骨皮10g，阿胶10g，枸杞子10g，山茱萸10g，淫羊藿10g。水煎服，日1剂。服药30剂后，查精液量为1.5mL，复服药30剂，精液量约3mL，pH 7.6，液化时间30分钟，精子计数30×10^9个/L，活动率75%，活动类型：3级、4级之和为50%，精浆果糖2.5g/L。停止服药2个月后，配偶怀孕，后生一健康女婴。

[张宗圣，李爱梅．两地汤男科新用．山东中医杂志，2002，21（7）：439]

6. 精液不液化症 患者，男，27岁。2000年4月3日就诊。婚后2年半未育，性生活正常，排除女方不孕因素。精液检查：量约1.5mL，2小时不液化，精子计数20×10^9个/L，精子活动率30%，活动类型：3级、4级之和为5%。自述平时腰酸乏力，有时耳鸣，手足心热，有前列腺炎病史。舌质红，苔薄黄，脉细。诊断：精液不液化。治宜滋肾阴，清虚热。两地汤加减：生地黄、熟地黄各15g，玄参15g，麦冬10g，地骨皮10g，白薇10g，枸杞子10g，菟丝子15g，山茱萸10g，山药20g，蒲公英15g。水煎服，日1剂。服药35剂后精液量约3.5mL，30分钟完全液化，精子计数35×10^9/L，活动力70%，活动类型：3级、4级之和为45%，精浆果糖1.9g/L。其妻于2000年8月怀孕，后生一健康男婴。[张宗圣，李爱梅．两地汤男科新用．山东中医杂志，2002，21（7）：439]

【临证提要】 妇女以血为本，以肝为先天，朱丹溪提出的"阳常有余，阴常不足"的理论在月经病中体现较为充分。"阴常不足"指肾阴，肝血之不足。"阳常有余"实是阴血亏虚所生之内热，而非阳气之有余。两地汤善能滋阴养血，清虚热，故为月经病常用之主方。两地汤治疗范围甚广，所用诸药，集甘苦酸咸寒之性味特点，皆"纯补水之味，水盛而火自平也"。从以上病证看，虽病种有别，但总的病机不外阴虚，故用同一方药，皆获良效，体现了"异病同治"的特点。

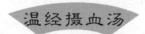

温经摄血汤

【来源】 源于清·傅青主《傅青主女科·调经·经水后期 十六》。

【组成】大熟地一两，九蒸　白芍一两，酒炒　川芎五钱，酒洗　白术五钱，土炒　柴胡五分　五味子三分　肉桂五分，去粗皮，研　续断一钱

【用法】水煎服。

【功用】补益精血，温经散寒。

【主治】妇女经水后期，经来量多者。

【方解】方中熟地黄、炒白芍药补肾养血，川芎活血，炒白术健脾生血，柴胡疏肝和血，肉桂辛温，温肾散寒、温经通脉。五味子酸甘，滋肾生津，宁心安神。肉桂和五味子一散一收，阴阳双补。续断补肝肾，通行血脉，补而不滞，行而不泄。诸药合用，共奏补肾益精、益气养血之功，使肝气条达，脾气健运，肾精充足，气盛血旺，冲任得养，经血自能满盈，应时而下。

【医论】经水后期的病因病机可分为血脉虚寒与血脉实寒。血脉虚寒者系由于素体阳气虚弱，阳虚则生寒，气血化生匮乏，冲任血虚，血海不能按时盈满，致月经后期而量少；若寒邪内侵，客于胞宫，血为寒凝，经血运行不畅，亦致月经后期。治法宜于补中温散之，不得曰后期者俱不足也，即补益精血，温经散寒。方用温经摄血汤。(《傅青主女科·调经·经水后期 十六》)

【临床应用】

1. 月经后期　张素等将 76 例月经后期患者按 3：1 比例随机分为治疗组 (57 例) 和对照组 (19 例)。治疗组采用温经摄血汤治疗，对照组采用醋酸甲羟孕酮治疗，比较 2 组临床疗效及复发率。结果提示温经摄血汤加减治疗月经后期疗效较西药持久，且复发率较低。[张素，李秀娟. 温经摄血汤治疗月经后期 57 例临床观察. 上海中医药杂志，2009，43 (12)：47]

2. 不孕症　杜竹枝用温经摄血汤加减治疗 76 例月经后错引起不孕患者，30 剂为 1 个疗程，服中药治疗 1 个疗程显效 26 例，有效 15 例；2 个疗程显效 12 例，有效 4 例，无效 9 例，有效率为 89%。效果较为满意。

典型病例：患者，女，28 岁，教师，2004 年 12 月 20 日初诊。结婚同居 4 年，始终未孕。16 岁初潮月经即不规律，40～90 天来潮一次，偶尔使用黄体酮转经，基础体温单相，末次月经 2004 年 12 月 8 日，经来 1 周干净，经量少，色淡黯，伴血块，痛经 (较剧)。经来时怕冷、无力，经前 1 周乳房胀痛。性腺轴六项检查正常，外院输卵管造影示双侧通畅。患者就诊时恰值月经周期第 12 天，做阴道 B 超示子宫大小 48mm×44mm×32mm，内膜厚 3mm，左侧卵巢 30mm×17mm×16mm，右侧卵巢 25mm×22mm×12mm，双侧卵巢均未发现有发育卵泡。根据患者临床症状，诊断：①原发性不孕；②月经后

期；③宫寒不孕，肝郁血瘀，治以温经暖宫，扶阳育阴，疏肝理气，调补冲任，活血调经。给温经摄血汤早晚空腹服，连服20天，并嘱思想放松，解除顾虑，保持良好的心态，每周2次性生活配合治疗。2005年3月31日二诊，服药后至今已113天，月经未来潮，晨起恶心，食欲减退，双侧乳房发胀，乳晕加宽加深，尿妊娠试验阳性，又做B超确定，子宫增大如孕80天状，宫腔内妊娠，囊内可见胎儿形体，原始心管搏动好。孕期经过顺利，于2005年9月15日足月顺娩一男性婴儿，体重3500g。[杜竹枝，史亚菲．温经摄血汤治疗不孕症76例．河南中医，2007，27（4）：53]

　　【临证提要】月经后期的发生有虚有实。虚者，因血虚、肾虚致冲任不足，血海空虚，不能按时满溢。如《丹溪心法》云："过期而来，乃是血虚。"实者，因血寒、气滞、痰湿阻滞冲任，冲任受阻，气血运行不畅，因而后期。如《圣济总录·妇人血气门》云："凡月水不利，有因风冷伤于经络，血气得冷则涩而不利者；有因心气抑滞，血气郁结，不能宣流者。"在临床中该病以血虚、血寒、肝郁多见，病位在肝脾肾三脏。因此，治疗月经后期宜肝脾肾三脏同治。古代医家有诸多论述，如《陈素庵妇科补解·经水后期方论》说："妇人经水后期而至者，血虚也。此由脾胃虚弱，饮食减少，不能生血所致，当补脾胃，以滋生化之源。"李士材《病机沙篆》谓："血之源头在于肾，气血久虚，常须补肾益精以生血。"《女科经纶》引方约之言："凡妇人病，多是气血郁结，故治以开郁行气为主。郁开气行，而月候自调，诸病自瘥矣。"

定经汤

　　【来源】源于清·傅青主《傅青主女科·调经·经水先后无定期 十七》。

　　【组成】菟丝子一两，酒炒　白芍一两，酒炒　当归一两，酒洗　大熟地五钱，九蒸 山药五钱，炒　白茯苓三钱　芥穗二钱，炒黑　柴胡五分

　　【用法】水煎服。

　　【功用】疏肝解郁，补肾调经。

　　【主治】肾虚肝郁之月经先后无定期

　　【方解】定经汤由熟地、当归、白芍、柴胡、茯苓、山药、菟丝子、荆芥

穗八味药组成，菟丝子补肾养肝，熟地滋阴补肾，二药配伍补肾益精，养冲任；当归、白芍养血柔肝调经；柴胡、荆芥既可疏肝解郁，又可理血；山药、茯苓健脾和中而利肾水，全方共奏疏肝肾之气，补肝肾之精血，肝气舒而肾精旺，气血调和，冲任相资，而得月经量增多之疗效，治病求本，古方新用。

【医论】妇人有经来断续，或前或后无定期，人以为气血之虚也，谁知是肝气之郁结乎！夫经水出诸肾，而肝为肾之子，肝郁则肾亦郁矣；肾郁而气必不宣，前后之或断或续，正肾之或通或闭耳；或曰肝气郁而肾气不应，未必至于如此。殊不知子母关切，子病而母必有顾复之情，肝郁而肾不无缱绻之谊，肝气之或开或闭，即肾气之或去或留，相因而致，又何疑焉。治法宜舒肝之郁，即开肾之郁也，肝肾之郁既开，而经水自有一定之期矣。方用定经汤。此方舒肝肾之气，非通经之药也；补肝肾之精，非利水之品也，肝肾之气舒而精通，肝肾之精旺而水利，不治之治，正妙于治也。（《傅青主女科·调经·经水先后无定期 十七》）

【临床应用】

1. 月经过少　郭艳等用定经汤加减治疗肾虚肝郁型月经过少患者 30 例，连服 3 个月经周期，停药后每月复查 1 次，共复查 3 个月。结果提示治愈 23 例；显效 4 例；有效 2 例；无效 1 例；总有效率 99.66%。[郭艳，张玉. 定经汤治疗月经过少 30 例的临床体会. 贵阳中医学报，2011，33（2）：87-88]

2. 子宫肌瘤　龑昌劳，尚何青用定经汤加减治疗子宫肌瘤 30 例，治疗结果示：治愈：经临床 B 超查肌瘤消失，临床症状消失者 8 例。占 26.7%；好转：临床症状减轻，B 超查较以前肌瘤缩小或萎缩者 19 例，占 63.3%；无效：治疗后无改变或加重者改用其他办法或手术治疗者 3 例，占 10%，总有效率为 90%，治疗时间最长者 100 天，最短的 20 天。[龑昌劳，尚何青. 定经汤治疗子宫肌瘤 30 例. 陕西中医，2002，23（11）：975-976]

3. 闭经溢乳综合征　李某，35 岁，已婚，闭经半年，于 1997 年 3 月 9 日来诊。患者既往月经时有错后，平时性急易怒。自 1996 年 9 月 15 日末次来经后迄今已闭止半年未行，因时感乳胀，偶然挤之，竟挤出少许乳汁样物。经做头部 CT、乳房局部远红外扫描及血清内分泌等有关检查，排除脑垂体腺瘤和乳房病变，诊为"闭经溢乳综合征"，血清泌乳素（PRL）为 48ug/L。望其形体较丰，面色黯滞，神情抑郁；询其神疲乏力，畏寒肢冷，夜尿多，带下清稀；诊其舌质胖大有齿痕，色紫暗，苔薄白，脉弦细，尺脉弱。先以通经回乳为首务，方用傅氏定经汤合《金鉴》免怀散、麦芽煎化裁：当归 12g，

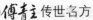
赤、白芍各 15g，红花 10g，川牛膝 15g，山药 30g，菟丝子 30g，淫羊藿 30g，益智仁 25g，桑螵蛸 15g，茯苓 12g，柴胡 9g，黑荆芥 9g，炒麦芽 50g，代赭石 20g，益母草 30g，枳壳 12g。以上方略做增损服用近 1 个月，月经来潮。继而采用中药人工周期疗法，有时间以五子补肾丸、金匮肾气丸、逍遥丸、益母丸等成药，并用炒麦芽煎水送服。继续治疗近 1 年，月经周期基本正常，乳胀消失，已挤不出乳液，他症改善。后经复查血清 PRL，已恢复至 25ug/L 以下。[张晓峰. 傅氏定经汤组方及应用刍议. 中国中医药信息杂志，1999，6（3）：23.29]

4. 不射精 米某，男，27 岁，1986 年 10 月 3 日初诊。自述婚后 4 年，性交时不排精，延时甚久，阴茎触痛，曾服中西药未效。证见精神颓废，急躁易怒，双目干涩，失眠盗汗，舌质黯红、苔薄黄，脉弦细数。辨证为肝郁失疏，肾精不足，精关失灵。治宜疏肝滋肾，佐以通络。予定经汤加味。处方：当归 15g，熟地 45g，白芍、云茯苓、菟丝子各 12g，荆芥炭 3g，柴胡 6g，淮山药 30g，蛤蚧 4 条。服 7 剂，神情爽朗。继服 10 剂，同房时已有精液排出，再服 7 剂，性生活如常。[辛文华. 定经汤治男科疾病验案四则. 新中医，1991，（4）：46]

5. 功能性勃起障碍 李广涛等用定经汤加减治疗男性功能性勃起障碍 90 例，对比治疗前后 IIEF 评分变化，结果治愈 20 例，显效 48 例，好转 16 例，无效 6 例。总有效率 93.3%。本方对于功能性勃起功能障碍及部分器质性勃起功能障碍及老年混合性勃起功能障碍均有较好疗效。[李广涛，颜微. 定经汤治疗功能性勃起功能障碍 90 例. 河北中医，2007，29（5）：448]

6. 更年期综合征 陈某，女，48 岁。1981 年 7 月 5 日初诊。近 3 年来，月经周期不定，潮则漏不止，绵延半月有余，血色淡，头晕目眩，胸闷心烦，夜寐不安，纳食渐减，手足发胀，四肢困倦，腰酸背痛，诊断为"更年期综合征"，屡用中西药均未获效，脉细弦，舌淡苔白。证属肝肾阴虚，脾失健运。治以补益肝肾，健脾和胃。方用定经汤加味：菟丝子、钩藤各 15g，杭芍、生地炭、山药、白蒺藜、苡仁各 20g，当归、芥穗炭、柴胡、赤石脂各 10g，茯苓 12 克。3 剂，水煎服。服药 3 剂，月经已净，后以本方加减调理月余，药证合拍，经绝体安。[雷新源. 定经汤的临床应用. 陕西中医，1991，12（5）：218－219]

【临证提要】 定经汤为治疗"经水先后无定期"之方。后世医家对于定经汤很少有专门探讨，故用之者不如傅青主其他方剂多。但临床实践证明，定经汤确为"不治之治，正妙于治"的具有实际价值的效方。观傅山创制的定经汤之遣方用药，实为逍遥散去白术、薄荷、生姜、甘草，加菟丝子、熟地黄、山药、荆芥穗而成。自傅氏创制本方以来，主要用治月经先后无定期，数版高等教材《中医妇科学》都将该方选为治疗月经先后无定期肾虚肝郁型之代表方。然而异病可以同治，只要辨为肾虚肝郁、脾虚失运、精亏血虚、气滞湿阻或水瘀互阻，妇科之经、带、胎、产、杂无论何病，皆可用此方加减化裁以治之，甚至内科疾患亦未尝不可。临床多用于月经后期、月经过少、闭经以及不孕症等。因为这类病证大多病情复杂，每每肾肝脾三脏俱病，精、气、血、水数端失调，虚实夹杂，寒热互见，而用本方灵活化裁，因宜变通，每获良效。

助仙丹

【来源】源于清·傅青主《傅青主女科·调经·经水数月一行 十八》。

【组成】白茯苓五钱　陈皮五钱　白术三钱，土炒　白芍三钱，酒炒　山药三钱，炒菟丝子二钱，酒炒　杜仲一钱，炒黑　甘草一钱

【用法】水煎服。

【功用】健脾益肾，滋补精血。

【主治】脾肾两虚致月经数月一行。

【方解】方中白术、山药、甘草补脾土以资化源，菟丝子、白芍、杜仲益肾而无滋腻之弊，茯苓、陈皮理气化痰。诸药共奏健脾益肾，解郁清痰，生精益血之功。此方平补之中，实有妙理。健脾益肾而不滞，解郁清痰而不泄，不损天然之气血，便是调经之大法，何得用他药以冀通经哉！

【医论】妇人有数月一行经者，每以为常，亦无或先或后之异，亦无或多或少之殊，人莫不以为异，而不知非异也。盖无病之人，气血两不亏损耳。夫气血既不亏损，何以数月而一行经也？妇人之中，亦有天生仙骨者，经水必一季一行。盖以季为数，而不以月为盈虚也。真气内藏，则坎中之真阳不损，倘加以炼形之法，一年之内，便易飞腾。无如世人不知，见经水不应月来，误认为病，妄用药饵，本无病而治之成病，是治反不如其不治也。山闻异人之教，特为阐扬，使世人见此等行经，不必妄行治疗，万勿疑为气血之

不足,而轻一试也。虽然天生仙骨之妇人,世固不少。而嗜欲损夭之人,亦复甚多,又不可不立一疗救之方以辅之,方名助仙丹。此方平补之中,实有妙理。健脾益肾而不滞,解郁清痰而不泄,不损天然之气血,便是调经之大法,何得用他药以冀通经哉!(《傅青主女科·调经·经水数月一行 十八》)

【临床应用】

闭经、月经减少 张某,女,23岁。患者服用避孕药2年,停药后2个月未来月经,症见面色㿠白,头晕腰痛,纳呆便溏,脉弦细,舌淡,边有齿痕,苔薄。因恐惧打针要求服用药物治疗,给予妇科调经片口服1周未见效果,再次复诊辨证为脾肾不足,气血两虚给予茯苓15g,陈皮15g,炒白术10g,酒炒白芍10g,炒山药10g,酒炒菟丝子6g,焦杜仲3g,甘草3g,3剂河水煎服。服用1剂第2天来月经。随访2个月月经正常,未再复发。[李芬.应用助仙丹治疗闭经的体会.中外妇儿健康,2011,19(8):298]

【临证提要】 盖无病之人,气血两不亏损耳。而嗜欲损夭之人,亦复甚多。生理性的月经数月一行,气血两不亏损,病理性的月经数月一潮,病因病机为精血劳损不能充盈血海。临床上月经稀发、月经量少、闭经等辨证属精血劳损不能充盈血海,可用本方以健脾益肾调经,本方健脾益肾而不滞,解郁清痰而不泄,不损天然之气血。

安老汤

【来源】源于清·傅青主《傅青主女科·调经·年老经水复行 十九》。

【组成】人参一两 黄芪一两,生用 大熟地一两,九蒸 白术五钱,土炒 当归五钱,酒洗 山萸五钱,蒸 阿胶一两,蛤粉炒 黑芥穗一钱 甘草一钱 香附五分,酒炒 木耳炭一钱

【用法】水煎服。

【功用】补肝肾,益脾气,摄血生血。

【主治】妇人有年五十外或六七十岁忽然行经者,或下紫血块、或如红血淋,即年老经水复行者。

【方解】方中重用人参、黄芪、白术,补无形之元气,固摄将脱之血;熟地、阿胶、当归滋阴液,补已亡之血,使阴血充复,阳气有所依附,浮阳回

归，起到养阴维阳之功，山萸肉补肝肾并收敛耗散之精血；木耳炒炭入络退火止血；香附乃血中之气药，能敷经络之气；芥穗炒黑入营止血；甘草调和诸药。

【医论】 夫妇人至七七之外，天癸已竭，又不服济阴补阳之药，如何能精满化经，一如少妇。然经不宜行而行者，乃肝不藏脾不统之故也，非精过泄而动命门之火，即气郁甚而发龙雷之炎，二火交发，而血乃奔矣，有似行经而实非经也。此等之症，非大补肝脾之气与血，而血安能骤止。此方补益肝脾之气，气足自能生血而摄血。尤妙大补肾水，水足而肝气自舒，肝舒而脾自得养，肝藏之而脾统之，又安有泄漏者，又何虑其血崩哉！（《傅青主女科·调经·年老经水复行 十九》）

【临床应用】

1. 崩漏 吴某，28 岁，1985 年 7 月 11 日初诊。患者崩漏 20 余日，经多方医治未见好转，量多如注，面色苍白无华，四肢无力，腰部酸软，头晕耳鸣，舌淡红苔白，脉细弱按之若无。此属脾肾两亏，冲任不固，治拟补益脾肾，固摄冲任，用安老汤加减：黄芪 30g，党参 30g，白术 15g，生甘草 5g，熟地 20g，枸杞子 10g，荆芥炭 10g，木耳炭 10g（研吞），煅牡蛎 30g。3 剂后经血已止，原方去二炭加升麻 5g，当归 10g，菟丝子 10g。再服 5 剂，诸证好转而愈。[王仁尧. 安老汤在妇科病中的应用. 浙江中医学院学报，1992，16（6）：12]

2. 滑胎 石某，28 岁，1987 年 3 月 16 日初诊。诉滑胎已 3 次，现怀孕 4 个月余，近日来阴道有少量流血、伴有腹痛，腰酸，头晕，身倦乏力，舌淡边有齿痕，脉虚弱无力。证属脾肾两虚，胎元不固，治拟大补脾肾、固摄胎元：黄芪 30g，党参 30g，白术 30g，熟地 30g，淮山药 15g，川断 15g，山萸肉 15g，甘草 5g，砂仁 5g，荆芥炭 10g，贯众炭 10g，木耳炭 10g（研细分吞）。3 剂后阴道流血即止，腰酸腹痛减轻，原方去三炭加菟丝子 10g，嘱每月间服 10 剂，足月分娩。[王仁尧. 安老汤在妇科病中的应用. 浙江中医学院学报，1992，16（6）：12]

3. 闭经 俞某，37 岁。1984 年 10 月 22 日初诊。患者先表现经期缩短，经量减少，用理气活血辈欲通之，反致月经闭止不行，至今已近 1 年。自觉身倦无力，四肢发麻，头晕，心惊，目花，舌淡苔薄，脉虚细无力。证属肝肾两虚，气血不足，冲任失养。治拟补脾肾、益气血，养冲任：党参 30g，黄芪 30g，白术 15g，甘草 5g，熟地 24g，当归 15g，阿胶 15g，白芍 15g，香附 10g，郁金 10g，川芎 6g。20 剂后月经来潮，但血量较少。原方加减续服 2 个

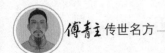

月，经期经量均恢复正常。[王仁尧．安老汤在妇科病中的应用．浙江中医学院学报，1992，16（6）：12]

4. 月经先期 丁某，36 岁。1985 年 6 月 9 日初诊。患者开始月经提前 5~6 天，继而提前 10 余日，近来半月一行，量多色淡，四肢酸麻，腰背酸痛不耐久立，胃纳尚可，二便无殊，舌质淡，苔薄白，脉细弱。证属脾肾虚亏，冲任不固，用安老汤加减：黄芪 30g，党参 30g，白术 15g，甘草 5g，熟地 18g，枸杞子 12g，阿胶 15g，杜仲 10g，荆芥炭 10g，木耳炭 10g（研吞）。3 剂后月经即止，原方减去二炭加淮山药、桑寄生，连服 15 剂，月经恢复正常。[王仁尧．安老汤在妇科病中的应用．浙江中医学院学报，1992，16（6）：12]

5. 更年期综合征 刘某，女，52 岁。2006 年 8 月 10 日初诊。自诉：经来不止 20 余天，5 月份曾出现相同的情况，口服止血西药不止，在我院妇产科做诊断性刮宫，诊为功能性子宫出血，诊刮后两三天经止。刻下患者月经量多、色暗红、有少量血块，无腹痛，头晕乏力、腰酸背困、胸闷、喜出长气、心烦、坐卧不安、每晨醒时烘热汗出、睡眠不实，舌质暗红体胖、边有齿痕、苔白，脉关尺部沉弱略数。辨证属于脾肾两虚，肝郁内扰。予安老汤加减。药物组成：黄芪 30g，党参 30g，白术 15g，熟地 30g，山萸 15g，当归 6g，阿胶 15g（烊化）、香附 1.5g，木耳炭 3g，贯众炭 20g，黑芥穗 6g，生地炭 15g，乌贼骨 15g，生龙、牡各 20g，炒枣仁 20g，夜交藤 20g。6 剂后，患者月经干净，仍面部阵阵烘热汗出、五心烦热、口干甚、坐卧不安，舌脉同前。上方去贯众炭、木耳炭、乌贼骨，改生地炭为生地，加地骨皮 30g，浮小麦 30g，麻黄根 10g，百合 30g，炒栀子 6g，豆豉 6g。6 剂后，患者所有症状基本消失。[李松萍．安老汤加减治疗更年期综合征 30 例．山西中医学院学报，2007，8（3）：51]

6. 子宫肥大 姚淑华、郭梅樱、傅忠全、郭晓巍与傅忠芬等人应用安老汤为主治疗子宫肥大症 62 例，62 例均用安老汤治疗。方药：党参 30g，黄芪 30g，熟地黄 30g，白术 15g，当归 15g，山茱萸 15g，阿胶 15g（烊化），黑芥穗 5g，炙甘草 5g，香附 5g，贯众炭 25g，海螵蛸 25g，仙鹤草 30g，益母草 15g，水煎 3 次，取汁混合为 800mL，每次 200mL，每日 2 次。每 5 剂为 1 疗程。如腰痛明显加炒杜仲 25g，狗脊 20g，腹坠明显者加升麻 5g、柴胡 5g，白带量多加炒苡仁 30g、草薢 15g，黄带者加苡仁 30g、黄柏 10g、车前子 20g（包煎），血止后去黑芥穗炭、海螵蛸，增益母草为 30g。效果满意。[姚淑华，郭梅樱，傅忠全，郭晓巍，傅忠芬．安老汤为主治疗子宫肥大症 62 例．长春中医学院学报，1995，11（2）：39]

【临证提要】临床运用安老汤多减当归、加柴胡、山药。方中熟地、山药补气血、滋肾水、益真阴；党参、黄芪、白术益气健脾；柴胡、香附疏肝解郁；阿胶珠、木耳炭、炒荆芥、贯众炭养血止血，引血归经；甘草调和诸药。全方谨守病机，对症下药。正如《傅青主女科》所说："尤妙在大补肾水，水足而肝气自舒，肝舒而脾自保养，肝藏之，脾统之，安有泄漏者。"据《景岳全书》记载：当归"气辛而动，故欲其静者当避之"。张山雷《沈氏女科辑要笺正》记载"当归一药，富有脂渔，气味俱厚，向来视为补血要剂……惟其气最雄，走而不守苟其阴不涵阳而为失血，则辛温助阳，实为大禁"。因此，当归虽有补血养血之功，弃而不用。《医学衷中参西录》上册（一）医方（二十九）治妇科方5固冲汤"子某某在京，又治血崩证，先用固冲汤不效，加柴胡二钱，1剂即愈，足见柴胡升提之力，可为治崩要药"。故临床治崩，多加柴胡一味，效果显著。方中，还加入山药以增强补肾肝脾之功。安老汤一方，傅青主谨守病机，重用主药，如熟地、黄芪、党参重达30g，轻者香附1.5g，炒荆芥3g等。

宣郁通经汤

【来源】源于清·傅青主《傅青主女科·调经·经水未来腹先疼 二十一》。

【组成】白芍五钱，酒炒　当归五钱，酒洗　丹皮五钱　山栀子三钱，炒　白芥子二钱，炒研　柴胡一钱　香附一钱，酒炒　川郁金一钱，醋炒　黄芩一钱，酒炒　生甘草一钱

【用法】水煎服。

【功用】开郁清热，通经止痛。

【主治】妇人有经前腹疼数日，而后经水行者，其经来多是紫黑块。

【方解】方中重用当归、白芍养血柔肝，柴胡与郁金疏肝解郁，畅通血行；制香附透气入营，理气活血止痛，丹皮性寒入血分以清血热，栀子、黄芩和白芥子合用苦寒以清泻里热，佐生甘草清热解毒，并调和诸药。诸药合用，共奏开郁清热化瘀止痛之功，使郁开热退瘀除则痛止。

【医论】妇人有经前腹疼数日，而后经水行者，其经来多是紫黑块，人以

为寒极而然也,谁知是热极而火不化乎! 夫肝属木,其中有火,舒则通畅,郁则不扬,经欲行而肝不应,则抑拂其气而疼生。然经满则不能内藏,而肝中之郁火焚烧,内逼经出,则其火亦因之而怒泄。其紫黑者,水火两战之象也。其成块者,火煎成形之状也。经失其为经者,正郁火内夺其权耳。治法似宜大泄肝中之火,然泄肝之火,而不解肝之郁,则热之标可去,而热之本未除也,其何能益! 方用宣郁通经汤。此方补肝之血,而解肝之郁,利肝之气,而降肝之火,所以奏功之速。(《傅青主女科·调经·经水未来腹先疼 二十一》)

【临床应用】

1. 痛经 鲍某,16 岁,未婚。1987 年 8 月诊。月经初潮 13 岁,经前腹痛持续 3 年余,每于经前二天感小腹部疼痛,以胀痛为主,时有针刺样剧痛,疼痛剧烈时,有紫色血块,且有块下痛减之感,疼痛可持续 1～2 天。刻下经前腹痛又作,经稠色紫有块,块下后疼痛减轻,舌红微紫,苔薄黄、脉弦紧。中医辨证属瘀热内阻,气机不畅型痛经。拟宣郁通经汤化裁。柴胡、郁金、丹皮、黄芩、五灵脂、赤白芍各 10g,制香附 15g,甘草、白芥子各 6g,三七粉 3g(冲服)。服 3 剂后,疼痛明显缓解,月经块少且经流通畅。其后嘱患者按月经周期前五天服药 5 剂,调治 3 个月,腹痛渐轻,直至消除。1 年后追访,月经按时来潮,经量、经色均属正常,经前腹痛未作,经期血块消除。[张有明. 宣郁通经汤治疗青春期痛经. 四川中医,1992,(12):42]

2. 乳腺小叶增生 呼某,女,42 岁。1998 年 6 月 4 日初诊。患者经前腹痛,伴双侧乳腺疼痛 2 年。每次疼痛随经期而起落,乳腺渐增大而不能消退,疼痛呈持续性。查:双侧乳腺可扪及条索状大小不等的多个片块状肿物,活动性良好,正值经期,仍伴有痛经、口干、口苦,经色呈紫褐色,有瘀血块,舌红、尖有瘀斑、瘀点、苔薄黄。诊为乳癖,肝经郁滞型,拟方宣郁通经汤加味:当归 15g,丹皮 15g,栀子 10g,醋柴胡 6g,香附 3g,黄芩 9g,甘草 3g,白芥子 6g,夏枯草 20g,川楝子 15g。7 剂,每日 1 剂,水煎服,服后用药渣外敷乳腺疼痛处。6 月 12 日二诊,患者经期已过,下腹痛消失,乳腺疼痛也明显减轻,乳腺内条索状物变小,原方加牡蛎、丹参、淫羊藿。继服 30 剂,诸症消失,乳腺增生消退。随访 1 年未发。[崔万胜、李毓敏,崔凤莲. 宣郁通经汤治疗乳腺小叶增生症体会. 山西中医,2002,18(增刊):44－45]

3. 赤带 患者,女,22 岁,学生。2005 年 10 月 21 日初诊。2 年来,患者月经间期出现白带色红,淋沥不断 7～8 天,伴腹痛、腹胀、食欲差,若食多，则易消化不良，经血有黑血块。曾用消炎止血药，效不佳。患者平素心重，每遇学习压力大或心情不愉快时症状加重。查：舌尖略红，苔薄黄，脉弦滑。此为肝郁化火，脾失健运，湿热下注所致。药用：当归30g，白芍30g，香附9g，郁金9g，牡丹皮9g，栀子9g，黄柏9g，白芥子9g，柴胡6g，甘草3g。每日1剂，水煎服。3剂后，赤带量少，色淡，腹痛减轻。守方继服5剂，赤带愈，腹不痛，饮食精神转佳，4天后月经来潮，血块明显减少。2个月后随访，未再有赤带出现。[高仰秀. 宣郁通经汤新用. 中国中医药信息杂志，2007，14（2）：71]

4. 功能性不射精 张某，男，41岁，干部。1991年8月24日初诊。1个月来左少腹不适，隐隐胀痛，行房事不射精，小便稍黄，大便正常，食欲尚好，别无不适，经某医院检查，诊断为功能性不射精。舌质正常，舌苔薄黄，脉象弦细略数，此系肝郁化热，失于疏泄，宜疏肝活络之法，宣郁通经汤加味治之，处方：柴胡6g，归尾9g，白芍15g，郁金15g，香附10g，栀子9g，丹皮10g，白芥子5g，川楝子9g，甘草6g。水煎服，6剂。二诊：药后左少腹觉舒，胀痛已除，行房事已达高潮，但欲泄不泄。舌苔正常，脉象仍弦，守原方加石菖蒲12g，再服6剂。三诊：服药4剂，射精正常，其他症状亦除。[王立华. 宣郁通经汤临床应用举隅. 山西中医，1994，10（8）：44-45]

5. 阴道炎 乔某，女，42岁。1988年9月22日初诊。诉前阴痛痒1年余，1987年11月在当地医院诊断为"阴道炎"。内服外用多种中西药均少效。遂来我科就诊，患者面红目赤、心烦易怒、口苦咽干、胸闷食少、外阴及阴道痛痒而坐卧不宁、带下量多、色黄而多秽，月经按期而至，惟经期少腹胀满、经量少、色暗淡、脉弦细。证属肝经郁热、脾虚湿热下注。当疏肝泄热、健脾燥湿、杀虫止痒。以宣郁通经汤加味：丹皮、木通、黄芩、茯苓、郁金、柴胡各10g，白芥子、龙胆草、栀子、甘草各8g，当归、白芍各20g，香附、苍术各15g，3剂，外用苦参、土茯苓、黄柏各45g，煎汤熏洗。上方连用6剂，阴道痛痒大减，带下量亦少，效不更方，再予8剂，诸症皆失。[赵淑媛. 宣郁通经汤临床应用. 陕西中医，1994，15（4）：178-179]

6. 慢性附件炎 沈某，女，32岁，电工。1988年12月6日诊。诉患慢性附件炎已4年曾用青、链霉素、庆大霉素、胎盘组织液，效均不佳。今来我科就诊，证见下腹坠胀疼痛、腰骶部酸困、多于劳累或生气后加重。伴心烦少寐、白带多、月经不调，舌紫暗、苔白腻、脉弦细。证属肝经郁热、气滞血瘀。治以疏肝泄热、理气行血。宣郁通经汤加减：白芍、香附、川芎、柴胡、当归、党参各 12g，郁金、栀子、丹皮各 10g，木香、玄胡索各 6g，丹参、佛手各 15g。服药 5 剂，诸症减半。药中病机，守方继进，前后进药 20 余剂，4 年沉疴豁然若失。[赵淑媛. 宣郁通经汤临床应用. 陕西中医，1994，15 (4)：178 - 179]

7. 子宫肌瘤 王某某，女，41，岁，工人。1990 年 5 月初诊。患者主诉：1 年多来，月经提前，经量亦多，经前及经期少腹疼痛，近日在 264 医院和山西省人民医院 B 超，确诊为"多发性子宫肌瘤"，建议手术。因患者暂不愿手术，想以中药试试，故而求我诊治。查患者少腹柔软，未触及包块，舌质略红，舌侧有瘀斑，苔薄黄，脉弦数；饮食、睡眠、大小便均正常。询问患者，近几年家庭经济困难，工作亦不遂心。辨证：肝气郁结，郁而化火；气滞则血瘀，火盛则煎熬津液为痰，痰瘀互结，郁阻胞宫，不通则痛；火盛则迫使月经先期而量多，诸症之所由也。治法：疏肝解郁、清火化痰，养血活血化瘀。处方：白芍 15g，当归 15g，丹皮 10g，栀子 15g，黄芩 15g，柴胡 10g，香附 10g，郁金 10g，白芥子 10g，甘草 6g。水煎服，7 剂，早晚服。二诊：药后无任何不适，经后已 22 天，月经未来（前有时 20 天即来），舌脉同前。原方继服 7 剂。三诊：药后经期比上次错后 5 天，基本接近正常，经前、经期少腹疼痛有所减轻，舌脉同前。上方加夏枯草 30g，生薏仁 30g，10 剂，隔日 1 剂。四诊：上月月经周期正常，月经量也不多，腹亦未痛，脉已不数，舌质舌苔均趋正常。病已见效，效不更方，穷寇宜追，击鼓再进。上方继服 10 剂，仍隔日 1 剂。五诊：临床症状全部消失。嘱患者以上方为丸，每丸三钱重，每日早晚各服 2 丸连用 2 个月，以巩固疗效。并嘱 2 个月后，再 B 超检查。3 个月后，患者面露欣喜之色，特前来告我：B 超未见到肿瘤，病愈。[李淑华，赵映魁. 宣郁通经汤治疗子宫肌瘤的体会. 中医药研究，1997，13 (2)：38 - 40]

8. 继发性不孕 张某，30 岁，1995 年 10 月 6 日诊。结婚 8 年，婚后次年怀孕 2 个半月不慎流产，当时因流血多日不净而行清宫术。之后月经不调，量多，经期少腹两侧痛，有血块，色紫黑，口渴，平时白带发黄，脉弦数。曾作输卵管通液 2 次，左侧不通，右侧通而欠畅。中西药迭进数年未奏效。用基本方（丹皮、黄芩、柴胡、生地、郁金各 10g，川芎 6g，赤、白芍、香附、白芥子各 12g，丹参、益母草各 15g）加制没药 6g，五灵脂、蒲黄、王不留行各 10g。每次月经来潮时服 5 剂。平时服当归丸、逍遥丸，早晚各服 12 粒。连用 3 个月经周期，先是腹痛血块消除，月经准时，后口渴、黄带消失，经色转红，于第 4 个月，经水未转，停经 5 旬来诊，其脉滑匀，微有恶心感，尿胶乳试验（＋），后足月顺产 1 女婴，母女平安。[沈开金．宣郁通经汤治愈继发性不孕症 50 例临床观察．甘肃中医，2000，13（1）：39－40]

9. 痤疮 逯某，女，23 岁。2007 年 7 月 9 日初诊。颜面粉刺时轻时重 6 个月余，加重数日。患者于 6 个月前因工作不顺遂逐渐出现颜面粉刺，时轻时重。曾就诊于多家诊所及皮肤专科门诊，多施以痤疮膏之类外用药，中药亦多属清利湿热兼托表之剂，效不著。数日前患者症状加重且伴少腹隐痛。刻诊：精神抑郁，颜面粉刺呈不均匀分布，红白相间，小如黄米，大如小豆，经期将至，少腹隐痛，舌质淡红，苔薄略黄，脉弦。经前经期腹痛 6 个月余，经行时有血块。查尿常规及子宫附件 B 超均未见异常。中医诊断：颜面粉刺伴痛经。治宜疏肝理气，行气止痛佐托表。方用傅青主宣郁通经汤加味。药物组成：白芍药 10g，当归 10g，牡丹皮 6g，白芥子 10g，醋柴胡 10g，香附 10g，郁金 10g，栀子 6g，黄芩 6g，甘草 6g，浮萍 10g。3 剂。日 1 剂，水煎取汁 300mL，分早晚 2 次温服。2007 年 7 月 12 日二诊：精神好转，痤疮、少腹痛较前明显减轻。正值月经来潮，经行伴血块，舌质黯红少苔，脉弦涩。治以行气活血为主，故以上方去白芍药、黄芩，加赤芍药 10g、桃仁 10g、红花 10g，以增强活血化瘀之功，予 4 剂，服法同前。2007 年 7 月 16 日三诊：少腹痛消失，颜面粉刺殆尽。月经已净，舌质淡红少苔，脉细数。经后当以固冲任为主。方以宣郁通经汤去柴胡、香附、黄芩，加阿胶 10g（烊化）、山药 10g、山茱萸 10g，服法同前。并嘱患者每次月经周期按上述 3 组处方服药，连服 3 个月。1 年后追访粉刺及痛经未复发。[李润生．宣郁通经汤加减治疗痤疮 1 例．河北中医，2010，32（12）：1816]

10. 乙型肝炎后胁痛 刘，女，31 岁。1985 年 7 月 5 日诊。患者 1984 年 2 月患"乙型肝炎"，治疗 10 个月，肝功能恢复正常，HBsAg 阴性，但右胁经常出现隐痛或刺痛，夜间为甚。服芸芝肝泰及益气疏肝药，效果不明显。近月来胁痛频繁，胀痛或刺痛，心烦易怒，口干纳差，少寐，舌尖红、苔薄白，脉弦。证属肝郁气滞，瘀血内阻，余毒未尽，予宣郁通经汤加减：柴胡 10g，香附 10g，川楝子 10g，郁金 15g，丹参 15g，白芍 20g，当归 10g，生地黄 12g，栀子 10g，神曲 10g，板蓝根 12g，甘草 6g。服药 20 剂，自觉症状消失，复查肝功能正常，HBsAg 阴性，随访 1 年未曾复发。[侯公明．宣郁通经汤加减治疗乙型肝炎后胁痛．湖南中医学院学报，1988，8（4）：55－56]

11. 乳泣 李某，女，24 岁，已婚。因左乳头外溢清稀乳汁于 1986 年 9 月 2 日就诊。自述初孕月余，几天前因家务事生气，继之左侧乳房开始胀痛，日甚一日，2天来左乳头自行外溢清稀乳汁，淋沥不断。患者平素精神抑郁，胸闷嗳气，烦躁易怒，头晕头胀口苦等。查患者两乳头着色，乳房丰满，未扪及结节及包块，舌红、苔薄黄，脉弦数。此为肝郁化热，火热内迫，乳汁外溢。治以清泻肝火，兼以理气解郁，方用宣郁通经汤加减：龙胆草6g，当归、柴胡、丹皮、栀子各9g，白芍10g，生牡蛎30g，黄芩、香附各12g，蒲公英15g，甘草6g。水煎服，每日1剂，连服3剂而愈。1个月后因生气复发，仍用原方3剂而愈。[孙广建.乳泣乳衄治验二则.陕西中医，1996，18（6）：265]

12. **乳衄** 刘某，女，41岁。1989年4月8日初诊。患者5天来发现右胸衬衣上有血迹，随即解衣，见血自右乳头流出，色鲜红，量较多，间断发作。问其病因始得，半年前其女夭折，致此精神抑郁，胸闷，喜叹息。近日性情急躁，易动好气，自感头晕胀痛，失眠多梦，头面有烘热感，口干苦，两侧乳房胀痛等。查患者右乳房可扪及如核桃大硬块，质不硬，活动压之诉痛，舌边尖红、苔黄脉弦数。此因肝郁化火，肝火逆气，郁于中部，迫血妄行而作乳衄。治以清泻肝火，凉血止血，方用宣郁通经汤加减：龙胆草、黄芩、丹皮、香附、白芥子各10g，当归、白芍、栀子、郁金各9g，仙鹤草、茜草、小蓟各15g，柴胡、甘草各6g。3剂，水煎服。二诊，自述服药后乳头已不出血，仅挤压时有血珠溢出，仍用上方加夏枯草、生龙牡各25g，再进5剂，乳部肿块缩小如杏仁大，诸证消失。[孙广建.乳泣乳衄治验二则.陕西中医，1996，18（6）：265]

13. **暴盲（急性视神经乳头炎）** 王某，女，22岁，工人，1988年10月6日初诊。自诉半月前做人工流产出血较多，回家后又与家人生气争吵，遂感右眼内胀痛，视物模糊。翌日视物不见，诊断为"急性视神经乳头炎（右）"。用青霉素及泼尼松等药治疗10余天罔效而来诊。查视力左眼1.5，右眼0.05。外观患眼正常，眼底：右视乳头充血水肿，边缘模糊，生理凹陷消失，视网膜静脉怒张弯曲，黄斑中心凹光反射不清。伴面色㿠白，头晕体倦，胸胁胀痛，烦躁欲哭，舌质淡红，苔白润，脉弦细。诊为暴盲（右眼急性视神经乳头炎）。证属气血亏虚，肝郁气结，治宜益气养血，疏肝解郁，方用宣郁通经汤加减：黄芪25g，炙甘草9g，柴胡12g，当归10g，白芍15g，郁金12g，香附10g，白芥子10g，茯苓15g，阿胶10g（烊化），炮姜15g，人参6g（另炖）。服药6剂后，右眼视力增至0.4，视乳头充血水肿减轻，生理凹陷可见。上方加入泽兰、红花各15g，继服30剂。复查：右眼视力0.8，眼底视乳头充血水肿消失，边缘清晰，黄斑反光点恢复，视网膜静脉略充盈。嘱病人停药，多食用动物肝脏，避免过劳。随访 1 年未见复发。［张萍. 宣郁通经汤治疗暴盲.
广西中医药，1991，14（6）：257－258］

【临证提要】此方主要是治疗肝经郁火，血瘀胞络而致的痛经病。就临床
体验来看，痛的时间，有在经前，有在经后，有在行经期中，不必如傅氏所
讲，仅在经前疼痛。至于疼痛的性质，也有参考价值，比如胀痛厉害可加台
乌、沉香等行气之品，如刺痛明显，可加蒲黄、五灵脂等活血止痛之剂。经来
时，可以有紫黑血块，但也可以是淡色的血液。关键问题是月经量少。舌质
红，苔或白或黄，口干，口苦，脉数，心烦易怒。

不论是单纯的，或是兼证较复杂的肝经郁火所致的痛经病，只要具备痛
经、量少、舌红、口苦、脉数这几个主要症候，都可以使用此方再根据临床上
的具体表现，加减出入，就能获得良好的疗效。

此方临床应用甚广：乳腺小叶增生、赤带、继发性不孕、功能性不射精、
痤疮、乳泣乳衄、乙肝后胁痛等，临床辨证时注意对病因的问诊，情绪抑郁
化火乃是重要病机。

调肝汤

【来源】源于清·傅青主《傅青主女科·调经·行经后少腹疼痛 二十
二》。

【组成】山药五钱，炒　阿胶三钱，白面炒　当归三钱，酒洗　白芍三钱，酒炒
山萸肉三钱，蒸熟　巴戟一钱，盐水浸　甘草一钱

【用法】水煎服。

【功用】滋补肝肾，调经止痛。

【主治】妇人有少腹疼于行经之后属肾精亏虚者。

【方解】方中山药、山萸肉、巴戟补肾中之精，阿胶滋阴以生肾水，当归
活血止痛，白芍柔肝止痛，甘草缓急止痛，共奏补肾水以泄肝中之火，水足
而肝气得安，肝气得安则脾气和之功，故肝肾得滋，精血充沛，冲任得养，
疼痛得止。

【医论】妇人有少腹疼于行经之后者，人以为气血之虚也，谁知人以为气
血之虚也，谁知是肾气之涸乎！夫经水者，乃天一之真水也，满则溢而虚则闭，

亦其常耳，何以虚能作疼哉？盖肾水一虚则水不能生木，而肝木必克脾土，木土相争，则气必逆，故尔作疼。治法必须以舒肝气为主，而益之以补肾之味，则水足而肝气益安，肝气安而逆气自顺，又何疼痛之有哉！方用调肝汤。此方平调肝气，既能转逆气，又善止郁疼。经后之症，以此方调理最佳。不特治经后腹疼之症也。（《傅青主女科·调经·行经后少腹疼痛 二十二》）

【临床应用】

1. 痛经 章某，女，34岁，诉近3个月来，每次月经将净时，小腹绵绵作痛，直至经净1周方止，经量偏多，色红夹块，5日自净。腹痛时纳谷不香，大便溏薄，日行1~2次，舌淡边尖红，脉细弦。当时考虑为经后气血亏虚，脾运不健，故予八珍汤合参苓白术散加减7剂。1个月后患者来复诊，又值经净1天，腹痛又作，诸症如前。诉上次服药后，纳谷有增，大便已实，但腹痛未减。予做妇科检查及盆腔B超，均未发现异常。细问其因及伴随症状：近几月来，工作压力大，情志不畅，经前1周起两乳作胀，心烦易怒，经行后两乳仍微胀不适，至经净10余天方消。想起《女科》经后腹痛调肝汤主之，予淮山药10g，阿胶珠10g，山萸肉10g，制黄精10g，炒当归10g，炒白芍20g，醋柴胡6g，炒白术10g，云茯苓10g，巴戟天10g，共7剂，并嘱服完后要复诊。1周后患者复诊时诉：服药3剂后腹痛已止，乳胀也消，大便渐实，纳谷有增。[周惠芳.《傅青主女科》调经方临床应用拾得.辽宁中医杂志，2008，35（5）：665]

2. 闭经 刘某，女，32岁，工人，已婚。患者孕2产1。17岁初潮，平日多后期而至，量少色淡，质稀，末次月经2004年6月。于2005年4月足月顺产1胎，产时出血量多，出院后阴道不规则出血50天，经门诊中西药止血治疗近1周，阴道仍有少量出血，时有时无。此后患者经常出现头晕耳鸣，腰膝酸软，1年来未经治疗。2006年11月10日就诊，月经1年余未见来潮，伴见形体消瘦，面色失华，头晕乏力，耳鸣，失眠，五心烦热，易燥，阴毛、腋毛稀少，舌红少苔，脉弦细。妇科检查：外阴轻度萎缩，颜色较暗，阴道干涩无分泌物，子宫偏小，子宫附件处无包块。诊断：闭经；证属：肝肾阴虚，冲任失调。治疗：益肾柔肝，调理冲任。方药：调肝汤加减。山萸肉9g，山药15g，阿胶9g，当归9g，白芍9g，巴戟3g，菟丝子9g，龟板10g，川牛膝9g。水煎服，2剂/天。15剂后自觉症状明显改善，月经来潮量少，色淡红，效不更方，继用前方10余剂，巩固疗效。[王艳，赵西侠，杨鉴冰.调肝汤治疗妇科疾病典型病例分析.陕西中医学院学报，2009，32（1）：28]

3. 崩漏 靳某，女，37岁，职员，已婚。平日月经正常，近1年来，月经量多，经期延长，周期23天，经期持续7~10天，经色暗红，有血块，本次月经持续20天未净，量多，色暗红，质黏稠有块，伴腰膝酸软，心烦易怒，彻夜未眠，舌暗，脉弦细。妇科检查：外阴已婚已产式；阴道有暗红色血性分泌物，宫颈肥大，充血，光滑；宫体后位，表面光滑，活动欠佳。诊断：崩漏；证属：肝血不足，肾精亏损，冲任不固。治以调养肝肾，化瘀补阴，固冲止崩。方药：调肝汤加减。山萸肉9g，山药15g，阿胶10g，当归9g，白芍9g，巴戟3g，血余炭10g，仙鹤草、三七粉各9g。水煎服，2剂/天。3剂后流血止，诸症减轻。上方去仙鹤草，血余炭，加黄柏3g，车前子6g，芥穗9g。水煎服，2次/天，继续调理2个周期，随访3个月，月经恢复正常。[王艳，赵西侠，杨鉴冰. 调肝汤治疗妇科疾病典型病例分析. 陕西中医学院学报，2009，32（1）：28-30]

4. 经行乳房胀痛　桂某，女，42岁，无职业，已婚。以"月经来潮时乳房疼痛3年，加重1个月"之主诉入院。患者平素急躁易怒，偶有乳房胀痛，每于月经来潮时疼痛明显加重，伴见腰膝酸痛，咽干口燥，两目干涩，舌红少苔，脉细数。妇科检查：乳房未触及明显包块，触时有轻微疼痛。诊断：经行乳房胀痛，证属肝肾阴虚，乳络失养，经脉郁滞。方药：调肝汤加减合柴胡疏肝散。山萸肉10g，山药6g，阿胶8g，当归10g，白芍9g，甘草3g，香附10g，陈皮9g，川芎9g，生地10g，白术10g，柴胡15g。水煎服，2剂/天。上方3剂后，患者自觉疼痛减轻，继服10剂巩固疗效。[王艳，赵西侠，杨鉴冰. 调肝汤治疗妇科疾病典型病例分析. 陕西中医学院学报，2009，32（1）：28-30]

5. 阴痒　庞某，女，43岁，农民，已婚。患者孕4产2，平日急躁易怒，偶尔头晕目眩，耳鸣口干，自从2004年11月以后，自感症状加重，且阴户有灼热痒痛感，曾先后在诊所口服消炎药，并外用洁尔阴等洗剂，其痒痛仍未缓解，特来我院就诊。刻诊：患者自感烘热汗出，口干耳鸣，腰脊酸楚，阴部灼热痒痛，下腹坠胀，舌略红，苔少，脉细数。妇科检查：外阴皮肤萎缩干涩，发红，有抓痕，白带较多，呈淡黄色；阴道黏膜充血，伴散在点状出血灶。诊断：阴痒；证属：肝肾亏损；方用调肝汤加减。山萸肉9g，山药15g，甘草3g，巴戟3g，阿胶9g，当归9g，白芍9g，知母9g，黄柏9g，黄芩9g。水煎服，2剂/天。服6剂后，症状明显好转，上方继服5剂，后嘱服六味地黄丸以巩固疗效。[王艳，赵西侠，杨鉴冰. 调肝汤治疗妇科疾病典型病例分析. 陕西中医学院学报，2009，32（1）：28-30]

【临证提要】调肝汤虽专为行经后少腹疼痛而设，用于肝肾亏虚，精血暗

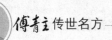

耗，精亏血少，冲任失濡，血海空虚而导致的痛经。有调补肝肾，养血缓痛之功效。而目前诸多医家对此方广泛应用，用此方治疗闭经、崩漏、经行乳房胀痛、阴痒等疾病，效果也满意。

顺经汤

【来源】源于清·傅青主《傅青主女科·调经·经前腹痛吐血 二十三》。

【组成】当归五钱，酒洗　大熟地五钱，九蒸　白芍二钱，酒炒　丹皮五钱　白茯苓三钱　沙参三钱　黑芥穗三钱

【用法】水煎服。

【功用】补水制火，养血调肝。

【主治】妇人有经未行之前一二日忽然腹疼而吐血者。

【方解】方中用丹皮、白芍泻厥阴肝经之火，敛肝阴柔木性；配熟地滋肾水以济火；沙参甘寒清肺热祛痰火，又能降逆安中，同白芍为平肝清肺要药，成酸甘化阴之妙；当归补养耗损之血，又能活血行经；茯苓安宁初耗之神；芥穗炒黑能入血络，以清火安血。

【医论】妇人有经未行之前一二日忽然腹疼而吐血，人以为火热之极也，谁知是肝气之逆乎！夫肝之性最急，宜顺而不宜逆，顺则气安，逆则气动；血随气为行止，气安则血安，气动则血动，亦勿怪其然也。或谓经逆在肾，不在肝，何以随血妄行，竟至从口上出也，是肝不藏血之故乎？抑肾不纳气而然乎？殊不知少阴之火急如奔马，得肝火直冲而上，其势最捷，反经而为血，亦至便也，正不必肝不藏血，始成吐血之症，但此等吐血与各经之吐血有不同者。盖各经之吐血，由内伤而成，经逆而吐血，乃内溢而激之使然也，其症有绝异，而其气逆则一也。治法似宜平肝以顺气，而不必益精以补肾矣。虽然，经逆而吐血，虽不大损夫血，而反复颠倒，未免太伤肾气，必须于补肾之中，用顺气之法始为得当。方用顺经汤。此于补肾调经之中，而用引血归经之品，是和血之法，实寓顺气之法也。肝不逆而肾气自顺，肾气既顺，又何经逆之有哉！（《傅青主女科·调经·经前腹痛吐血 二十三》）

【临床应用】

1. 鼻衄　郑某，女，15岁，1996年4月14日初诊。该患者13岁初潮，月

经周期不规则，月经量或多或少，有少量血块，伴有轻微腹痛，性格内向。于1995 年 11 月月经期前，鼻口出血，每天多次，且出血较多，月经量少，同时兼见头痛、口干、口苦、口渴等症。月经过后，口鼻血止，诸症全无。此后，每逢月经期均见上述症状，历时半年之久而来我院门诊就医。查：颜面潮红，舌质红，舌苔微黄而干，脉见弦滑。脉症合参，证属逆经，予以清热凉血，引血下行，佐以疏肝清肝。方用顺经汤加味：生地 10g，白芍 15g，丹皮 10g，牛膝15g。头痛加栀子 10g，天麻 7.5g，黄芩 15g；口干苦渴加龙胆草 10g，柴胡10g，沙参 10g。3 剂，水煎服，凉服，忌食辛辣之品。以后每月经期服用 3 剂。半年后，诸症消失，随访至今未复发。[李成芳．顺经汤加减治疗逆经 1 例．吉林中医药，1999，(3)：31]

2. 咯血　吴某，女，34 岁，干部。1993 年 9 月 30 日初诊，自诉：每次月经来潮之前或行经之中，即喉痒，咳嗽，咯血已几年，延医多处，疗效不显。本月经期将至，又出现咳嗽，咯血色红量多，伴心烦，胁胀，口干舌苦，急躁易怒，便干尿赤。经胸部 X 光摄片提示：两肺未见实质性病变。脉弦数，舌质红，苔薄黄。证乃肝火上逆，肝血上行所致。治宜平肝顺气，引血下行，方用顺经汤加味：柴胡 9g，郁金 10g，山枝 10g，牡丹皮 10g，生地 15g，沙参15g，当归 10g，白芍 10g，荆芥炭 10g，牛膝 15g。3 剂，服法：每日 1 剂，水煎服。复诊：患者感咳嗽减轻，咯血量少，月经来潮，色红，量少，再诊时，咯血停止，诸证消失，月经基本干净。嘱其在每届月事来潮咯血未出现之前，即煎服上方，每日 1 剂，连服 5~6 剂，连续 3 个月，月经按期，未见咯血，随访半年未再发。[付海根．顺经汤加味治疗经行咯血．湖南中医药导报，1996，2 (5)：52 – 53]

3. 更年期综合征　赵某，47 岁，教授。1992 年 4 月 18 日初诊。患者 2 年前月经开始紊乱，1 年前绝经，现头晕，耳鸣，精神抑郁，虚烦难寐，周身汗出。经某医院确诊为更年期综合征。服用更年康和其他西药疗效不显。刻诊：面色萎黄，烘热汗出，头晕耳鸣，精神忧郁，虚烦难寐，睡中易惊，体倦乏力，舌红，苔微黄腻，脉弦细。辨证为肝郁肾虚，枢机不利。治宜和肝调气，滋补肝肾。予顺经汤加减：当归 15g，牡丹皮 10g，生地黄 30g，炒白芍药 15g，沙参 10g，石斛 30g，郁金 10g，黄芩 10g，五味子 6g，龙齿 20g，竹茹 10g。服药 6 剂，自觉精神转佳，烘热汗出减少。夜能入睡，但仍虚烦懊恼，口干微苦。辨证为郁久化火，火扰心神。前方加栀子 10g，继服 6 剂，诸症大减。又守方10 剂，再配合七宝美髯丹早、晚各 1 丸口服，并结合精神疗法治疗，病告痊愈。随访 10 个月未见复发。[杨再山，王新才．顺经汤加减配合精神疗法治疗女性更

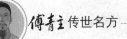

年期综合征 45 例. 河北中医, 2000, 22 (3)：193]

4. 经期球结膜下出血 李某, 女, 40 岁, 2001 年 10 月 8 日初诊. 自诉于 2001 年 3 月开始, 每逢经期双眼球结膜下出血, 曾服用维生素 C 0.2g, 3 次/天, 维生素 B_2 10mg, 3 次/天, 润舒眼药水滴眼 3 次/天, 均无效. 检查：视力右 5.0, 左 5.0, 双眼球结膜下大片出血, 色鲜红, 角膜清亮, 前房清, 瞳孔正常. 诊见：头晕眼花、心烦潮热, 咽干口渴, 经期量少, 舌红少津, 脉细数. 证属素体阴虚血热, 加之经期冲气旺盛, 气火上逆, 迫血妄行, 血不顺经, 上冲于目. 治宜养阴清热, 引血下行. 方选《傅青主女科》顺经汤加味：当归 10g, 生地 10g, 沙参 10g, 白芍 10g, 茯苓 10g, 荆芥 10g（炒黑）, 牡丹皮 10g, 牛膝 10g, 栀子 8g, 枸杞子 10g. 下次月经前 7 天开始服药, 每日 1 剂, 水煎温服, 共服 5 天. 药后经期未见球结膜下出血, 随访 1 年未复发. [张春华. 顺经汤加味治疗经期球结膜下出血 28 例. 吉林中医药, 2003, 23 (11)：26]

【临证提要】 此方临床上多用于逆经证属肝气上逆甚则化火者. 肝郁者加川楝、郁金以疏肝解郁; 血热者加地榆、茜草、黄芩以清血中之热而止血; 瘀血者加丹参、桃仁以化瘀; 肝肾阴虚者加枸杞、女贞子以养阴; 阴虚火旺者加地骨皮、知母、沙参以清虚热; 气逆甚者加苏子、代赭石以调气降逆. 本病病程较长, 一般需调治 2～3 个月经周期, 才能巩固疗效. 并嘱患者少吃刺激性食物, 力戒忿怒.

温脐化湿汤

【来源】 源于清·傅青主《傅青主女科·调经·经水将来脐下先疼痛 二十四》.

【组成】 白术一两, 土炒　白茯苓三钱　山药五钱, 炒　巴戟肉五钱, 盐水浸　扁豆炒, 捣, 三钱　白果十枚, 捣碎　建莲子三十枚, 不去心

【用法】 水煎服.

【功用】 利湿散寒, 温通经脉.

【主治】 妇人有经水将来三五日前而脐下作疼, 状如刀刺者; 或寒热交作, 所下如黑豆汁.

【方解】 方中白术以利腰脐之气, 佐以巴戟、白果以通任脉, 扁豆、山

药、莲子以卫冲脉，综合药方，利湿而温散其寒，调理冲任之脉，月经自然调理正常。

【医论】妇人有经水将来三五日前而脐下作疼，状如刀刺者；或寒热交作，所下如黑豆汁，人莫不以为血热之极，谁知是下焦寒湿相争之故乎！夫寒湿乃邪气也。妇人有冲任之脉，居于下焦。冲为血海，任主胞胎，为血室，均喜正气相通，最恶邪气相犯。经水由二经而外出，而寒湿满二经而内乱，两相争而作疼痛，邪愈盛而正气日衰。寒气生浊，而下如豆汁之黑者，见北方寒水之象也。治法利其湿而温其寒，使冲任无邪气之乱，脐下自无疼痛之疚矣。方用温脐化湿汤。此方君白术以利腰脐之气；用巴戟、白果以通任脉；扁豆、山药、莲子以卫冲脉，所以寒湿扫除而经水自调，可受妊矣。倘疑腹疼为热疾，妄用寒凉，则冲任虚冷，血海变为冰海，血室反成冰室，无论难于生育，而疼痛之止，又安有日哉！（《傅青主女科·调经·经水将来脐下先疼痛 二十四》）

【临床应用】

1. 痛经 王某，女，23岁。2002年9月12日初诊。行经腹痛，月经量少2个月。患者平素月经正常13岁初潮，周期4~5/28~30天，经时无不适感。3个月前外出旅游时正值经期，曾下水游泳，当时未有不适。近2个月来经时出现小腹疼痛，月经量少色黑。现月经第2天，舌苔白腻，脉沉紧。中医诊断：痛经（寒湿凝聚），因正值经期，予少腹逐瘀汤3剂口服，症状稍好转。嘱下次来经前10天服温脐化湿汤。药用：炒白术30g，炒山药、巴戟肉、建莲子各15g，茯苓、炒扁豆、白果各10g。4剂，每日1剂，水煎服。第二次月经时经量增多，颜色好转，小腹疼痛减轻，第三次来经前10天继服上方4剂后月经转为正常，腹痛消失。[贾玲允.温脐化湿汤治验2例.山西中医，2009, 25 (3)：29]

曲春玲在2007年3月~2009年9月间在临床上采用温脐化湿汤加减治疗西北地区264例痛经患者，方药：白术15g（土炒），茯苓9g，炒山药12g，巴戟肉9g（盐水浸），炒扁豆9g，白果12g，建莲子15g。经血中多是紫血块去炒扁豆、白果、建莲子，加白芍、当归、香附、川郁金；经期疼痛加阿胶（烊化）、山茱萸、白芍。收到良好效果。[曲春玲.中医药治疗痛经264例疗效观察与分析.中国社区医师（医学专业），2011, 13 (22)：205-206]

2. 继发性不孕 李某，女，32岁，1990年8月10日初诊。结婚5年不孕，曾在多家医院诊治。月经14岁初潮，周期5~6/26~28天，自诉经量偏少，色黑。平素小腹怕冷，喜温喜按，经来时更甚，白带多。舌质淡黯、边有齿痕、苔薄白，根部稍厚，脉弦细。妇科检查未见明显异常，行诊断性刮宫术、输卵管通液术未见异常。抗精子抗体、弓形虫抗体均阴性。辨证为寒湿之邪侵袭下焦，予温脐化湿汤。药用：炒白术 30g，炒山药、巴戟肉、建莲子各15g，茯苓、炒扁豆、白果各 10g。嘱其月经来潮前 10 天口服，每日 1 剂，水煎服。畏寒、喜温症状明显减轻，嘱下次月经来潮前 10 天继服上药 4 剂。三诊：诉此次来经颜色正常，小腹怕冷症状消失。共服 12 剂后患者因停经 40 余天而来我院，经 B 超检查证实为早孕。[贾玲允．温脐化湿汤治验 2 例．山西中医，2009，25（3）：29]

【临证提要】此方临床上多应用于痛经及继发性不孕症，其疗效满意，临证时经量多者加仙鹤草、茜根、益母草；经前乳房胀痛者加柴胡、白芍、橘核、川楝子；经来腰痛加杜仲；经行头痛时加蔓荆子、白芷、菊花；有瘀块加桃仁、红花、牛膝。如寒湿明显用此方效不佳，可采用《妇人大全良方》中的温经汤（当归、川芎、白芍、莪术、牛膝、丹皮、人参、桂心、甘草）加减。

加减四物汤

【来源】源于清·傅青主《傅青主女科·调经·经水过多 二十五》。

【组成】大熟地一两，九蒸　白芍三钱，酒炒　当归五钱，酒洗　川芎二钱，酒洗　白术五钱，土炒　黑芥穗三钱　山萸三钱，蒸　续断一钱　甘草一钱

【用法】水煎服。

【功用】养血益气，摄血调经。

【主治】妇人有经水过多，行后复行，面色萎黄，身体倦怠，而困乏愈甚者。

【方解】方中四物乃补血养阴调经，加白术健脾祛湿，益气摄血；黑荆芥引血归经；加山萸、续断益肾调冲任，止中有行；加甘草以调和诸药，诸药合用使血足而归经。

【医论】妇人有经水过多，行后复行，面色萎黄，身体倦怠，而困乏愈甚者，人以为血热有余之故，谁知是血虚而不归经乎！夫血旺始经多，血虚当经缩。今日血虚而反经多，是何言与？殊不知血归于经，虽旺而经亦不多；

血不归经，虽衰而经亦不少，世之人见经水过多，谓是血之旺也，此治之所以多错耳。倘经多果是血旺，自是健壮之体，须当一行即止，精力如常，何至一行后而再行，而困乏无力耶！惟经多是血之虚，故再行而不胜其困乏，血损精散，骨中髓空，所以不能色华于面也。治法宜大补血而引之归经，又安有行后复行之病哉！方用加减四物汤。四剂而血归经矣。十剂之后，加人参三钱，再服十剂，下月行经，适可而止矣。夫四物汤乃补血之神品，加白术，荆芥，补中有利；加山萸、续断，止中有行；加甘草以调和诸品，使之各得其宜，所以血足而归经，归经而血自静矣。（《傅青主女科·调经·经水过多 二十五》）

【临床应用】

胎位不正 用加减四物汤治疗 80 例胎位不正孕妇，其中横位 8 例，斜位 2 例，臀位 70 例，每晚服药 1 剂，3 剂为 1 疗程，治疗后转正 75 例 ，总治愈率为 93. 75%。[陈秀琴. 山东中医杂志，1988，7（1）：22]

【临证提要】 四物汤在临床上应用广泛，所谓加减四物汤，必有减有加，结合本方主证：妇人有经水过多，行后复行，面色痿黄，身体倦怠，而困乏愈甚。出血量多，临证时可去温性活血之当归，加黄芪、党参补气之品，更加棕榈炭、生地炭、姜炭等炭类以止血。

健固汤

【来源】 源于清·傅青主《傅青主女科·调经·经前泻水 二十六》。

【组成】 人参五钱　白茯苓三钱　白术一两，土炒　巴戟五钱，盐水浸　薏苡仁三钱，炒

【用法】 水煎服。

【功用】 暖土固肠，扶阳温肾。

【主治】 妇人有经未来之前，泄水三日，而后行经者。

【方解】 方中党参、白术补气健脾；巴戟天温补肾阳而助脾运；茯苓、薏苡仁健脾渗湿利小便，使奔趋大肠的水湿从小便排泄而止泄泻。

【医论】 妇人有经未来之前，泄水三日，而后行经者，人以为血旺之故，谁知是脾气之虚乎！夫脾统血，脾虚则不能摄血矣；且脾属湿土，脾虚则土

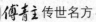

不实，土不实而湿更甚，所以经水将动，而脾先不固；脾经所统之血，欲流注于血海，而湿气乘之，所以先泄水而后行经也。调经之法，不在先治其水，而在先治其血；抑不在先治其血，而在先补其气。盖气旺而血自能生，抑气旺而湿自能除，且气旺而经自能调矣。方用健固汤。此方补脾气以固脾血，则血摄于气之中，脾气日盛，自能运化其湿，湿既化为乌有，自然经水调和，又何至经前泄水哉！（《傅青主女科·调经·经前泻水 二十六》）

【临床应用】

1. 经行泄泻 杨某，35 岁，1995 年 12 月 7 日初诊。患者每次经期均出现腹泻，每日约 2～3 次，已历 3 年，因经停腹泻自止，一直未予重视。近 3 个月因工作繁忙，心情抑郁，睡眠、胃纳欠佳，月经来潮时腹泻加重，每日 4～6次，晨泄为主，便稀溏，伴完谷不化，无黏液脓血，头晕，恶心，月经量中，有暗瘀块，下腹微胀痛，腰膝酸软，舌淡、边有瘀点，苔白，脉沉细。查大便常规，白细胞 2～3/Hp。中医诊断为经行泄泻，证属脾肾阳虚兼肝郁。处方：党参 18g，白术 12g，茯苓 15g，苡仁 15g，巴戟天 9g，补骨脂 9g，吴茱萸 6g，白芍 15g，香附 12g，防风 10g，陈皮 9g，赤石脂 15g。服 3 剂，便软成形，每日 3 次，胃纳略增，腹胀痛减，继服 3 剂，泻止，月经净。嘱服附子理中丸 10天，下次月经期守原治疗方案，治疗 2 个疗程，行经腹泻止，追访半年，未复发。[杨慧珊. 健固汤治疗经行泄泻 38 例临床观察. 江西中医药，2000，31（5）：30]

2. 经行浮肿 唐某某，女，39 岁，已婚，2002 年 3 月 6 日初诊。经行面目及四肢浮肿已历 2 年，月经大多先期而至，量多，色浅或暗红，无血块。平素腰膝酸软、冷感时轻时重。刻诊：月经来潮第 2 天，面浮肢肿，下肢困重乏力，舌淡胖，苔薄白，脉沉弱。尿液分析无异常。证属脾肾阳虚，水湿泛溢所致。治拟健脾温肾，利水消肿。方选健固汤合真武汤加减：党参、连皮茯苓、炒白术、巴戟天各 15g，炒苡仁 20g，熟附子、陈皮各 6g，生姜皮 5g，泽兰、泽泻、川桂枝、益母草、黄芪各 10g。服药 4 剂，水肿消退。后以健固汤加味调治 3 个月，痊愈。观察半年未复发。[蒋莉. 健固汤妇科临床新用. 四川中医，2004，22（2）：65－66]

3. 带下 王某，36 岁，2002 年 9 月 16 日初诊。因带多半年余来诊。带下色白或清稀如水、阵下，有时有腥气味。妇科检查：子宫颈肥大，质硬，宫体后位、常大、固定，压痛，摇摆痛；附件双侧增厚、粘连、压痛。诊断为：①慢性宫颈炎；②慢性盆腔炎。就诊时值经前 1 周，带下如稀水量多，下身作坠，腰酸，小腹冷感，大便溏，纳谷欠香，舌淡嫩，苔薄腻，脉沉弱。处方：党参、炒苍术、炒白术、巴戟天、茯苓、黄芪、芡实、乌贼骨、寄生 15g，炒薏仁 20g，莲子须、荆芥穗各 10g，1 日 1 剂，口服 3 个月，带下基本正常，妇科检查阳性体征消失。[蒋莉. 健固汤妇科临床新用. 四川中医，2004，22（2）：65 – 66]

4. 绝经前后诸症 刘某，女，48 岁，2001 年 9 月 6 日初诊。月经紊乱半年，烘热汗出，面浮肢肿，腰膝酸软，腰以下冷感，纳差，时觉腹胀、胸闷，大便时溏，经行量多，先期色淡有块，舌淡苔薄白，脉沉细乏力。乃脾肾阳气虚于下，心肝气火旺于上。治拟温肾扶阳、健脾利湿为主，兼以清心调肝。太子参、炒白术、茯苓、巴戟天、淫羊藿、覆盆子、补骨脂、焦楂曲各 15g，炒薏仁 20g，仙茅、陈皮各 10g，加减 20 剂，诸症平，经水调。[蒋莉. 健固汤妇科临床新用. 四川中医，2004，22（2）：65 – 66]

5. 慢性肠炎泄泻 肖科川于 1996 年 5 月～1998 年 5 月采用健固汤加味治疗慢性肠炎泄泻 36 例，取效满意。处方：党参 20g，白术 10g，茯苓 30g，薏苡仁 30g，巴戟天 10g。大便有黏液加蒲公英 10g，黄连 10g；腹胀嗳气者加川厚朴 10g，砂仁 8g（后下）；口淡纳呆苔腻者加苍术 8g，神曲 10g；腰膝酸软加肉桂 6g（焗服），补骨脂 10g；泄泻伴有胁痛者加素馨花（木犀科灌木植物素馨花的干燥花蕾）10g；病程久、泄泻甚者加五味子 8g，车前子 10g，龙骨 30g（先煎）。每天 1 剂，水煎分 2 次服用。忌油腻生冷食物，注意饮食调节，生活要有规律，避免受惊。[肖科川. 健固汤加味治疗慢性肠炎泄泻 36 例. 安徽中医临床杂志，2000，12（5）：403]

6. 过敏性鼻炎 符之武在傅青主健固汤（党参、茯苓、白术、巴戟天、薏苡仁）的基础上加干地龙、蜂房、钩藤、辛夷组成主方；体虚气短、面色不华重用党参；咽痒加蝉蜕、桔梗；眼痒加菊花；头痛加白芷；兼有热邪加黄芩，并减轻党参、巴戟天的用量；兼有咳嗽痰白者加炙紫菀、炙款冬花；阳虚者加淫羊藿、制附子等。每日 1 剂，水煎服。10 天为 1 个疗程。87 例患者经 1～3 个疗程的治疗，结果 48 例显效，33 例好转，6 例无效。

典型病例：冯某某，女，14 岁。患者鼻塞鼻痒、流清涕、喷嚏连连，反复发作半年余，曾眼用中西药物，疗效欠佳。舌淡、苔白，脉沉细；检查双下鼻甲肿大，中鼻甲黏膜水肿。诊断为过敏性鼻炎。遂投健固汤。8 剂后症状消失，效不更方，续服 6 剂巩固。随访 1 年后未再复发。[符之武. 健固汤加减治疗过敏性鼻炎 87 例. 浙江中医杂志，1992，27（4）：175]

【临证提要】 常见的经前轻度浮肿，四肢憋胀，活动不利、倦怠，从月经周期上看日期正常，但兼证出现头晕、目眩、沉重不适、素白带量多（除外排卵期），色白、有臭味而黏稠，形寒肢冷，腰酸痛、小腹坠胀，甚或大便溏泻，日多次，月经量多少不一，口干而腻，不喜饮冷、舌质淡苔白、厚、腻，有齿痕，或胖嫩，脉沉迟、濡、缓、或小滑。西医诊断为"经前紧张型经前综合征"，从以上症状中提取主证，无论经行泄泻、经行浮肿、带下增多均可选用本方。从月经来的前5天服，连续服至经行即停药。也可以按照病证出现起服至来经为止。临床上应用时多酌加肉蔻、补骨脂、莲肉，扁豆、补骨脂等味，每收良效。若肾阳虚甚，腰酸下部清冷，再稍加桂附，亦较平妥。过敏性鼻炎临证时症见鼻塞鼻痒、流清涕、喷嚏连连。舌脉同前，也可用此方治疗。

顺经两安汤

【来源】 源于清·傅青主《傅青主女科·调经·经前大便下血 二十七》。

【组成】 当归五钱，酒洗　白芍五钱，酒炒　大熟地五钱，九蒸　山萸肉二钱，蒸　人参三钱　白术五钱，土炒　麦冬五钱，去心　黑芥穗二钱　巴戟肉一钱，盐水浸　升麻四分

【用法】 水煎服。

【功用】 益气养阴，滋补肝肾。

【主治】 妇人有行经之前一日大便先出血者。

【方解】 方中以人参、麦冬、白芍、山萸肉益气养阴，滋补心肝肾之津液而退火；巴戟天、熟地、当归填肾精补肝血，以壮水之主；白术助气血生化，黑芥穗入血分泻肠火止血，升麻振中气上升，遂其游溢之精气上行，承制心火。综观全方，重在滋补心肝肾以治本止血。

【医论】 妇人有行经之前一日，大便先出血者，人以血崩之症，谁知是经流于大肠乎！夫大肠与行经之路，各有分别，何以能入乎其中？不知胞胎之系，上通心而下通肾，心肾不交，则胞胎之血，两无所归，而心肾二经之气，不来照摄，听其自便，所以血不走小肠而走大肠也。治法若单止大肠之血，则愈止而愈多；若击动三焦之气，则更拂乱而不可止。盖经水之妄行，原因心肾之不交；今不使水火之既济，而徒治其胞胎，则胞胎之气无所归，而血安有归经之日！故必大补其心与肾，便心肾之气交，而胞胎之气自不散，则

大肠之血自不妄行，而经自顺矣。方用顺经两安汤。此方乃大补心肝肾三经之药，全不去顾胞胎，而胞胎有所归者，以心肾之气交也。盖心肾虚则其气两分；心肾足则其气两合，心与肾不离，而胞胎之气听命于二经之摄，又安有妄动之形哉！然则心肾不交，补心肾可也，又何兼补夫肝木耶？不知肝乃肾之子心之母也，补肝则肝气往来于心肾之间，自然上引心而下入于肾，下引肾而上入于心，不啻介绍之助也。此便心肾相交之一大法门，不特调经而然也，学者其深思诸。(《傅青主女科·调经·经前大便下血 二十七》)

【临床应用】

经前便血 何某，女，成年，1974 年 6 月 9 日就诊。每月行经前 2~3 天大便下血，血色鲜红量多。诊见：神疲肢倦，心悸气短，腰酸耳鸣，舌淡，苔薄白，脉细弱。证属肝脾肾俱虚所致。治以补肾、益肝、健脾之法。方选顺经两安汤：当归、白芍、山茱萸、麦门冬、巴戟天、荆芥各 10g，熟地、党参各 30g，白术 15g，升麻 4g。服 3 剂便血止，又连服 12 剂善后，随访 2 年，为再复发。[刘长天. 经期杂症治验举隅. 广西中医药，1986，9 (2)：28]

【临证提要】 综观全方，重在滋补心肝肾，止血之药力单薄，于病情缓时可时常服用以治本。但于出血之时，可加生地以配白芍酸甘化阴、酸苦泄热之意，能养阴凉血；续断固带脉而维肾气；槐花、地榆泻诸火而止血；黄芩、甘草清热泻火；荆芥穗炭泄肠风止血。诸药合用，能清热泻火，凉血止血。

益经汤

【来源】 源于清·傅青主《傅青主女科·调经·年未老经先断 二十八》。

【组成】 大熟地一两，九蒸　白术一两，土炒　山药五钱，炒　当归五钱，酒洗　白芍三钱，酒炒　生枣仁三钱，捣碎　丹皮二钱　沙参三钱　柴胡一钱　杜仲一钱，炒黑　人参二钱

【用法】 水煎服。

【功用】 补肾养血，疏肝健脾。

【主治】 有年未至七七而经水先断者。

【方解】 全方十一味药，熟地黄一味为君，统领补肾，人参、当归为臣，健脾养血为纲，白术、山药、沙参佐以健脾，杜仲佐以补肾，酸枣仁、柴胡、

白芍、牡丹皮四药为使，不仅分入心、肝、脾、肾四经而且兼顾他经，即解心肝之气郁，又散血分之郁，沙参补益肺气，养肺胃之阴，并制诸药温燥之性。全方旨在补肾疏肝健脾。

【医论】经云，女子七七而天癸绝，有年未至七七而经水先断者，人以为血枯经闭也，谁知是心肝脾之气郁乎！使其血枯，安能久延于人世。医见其经水不行，妄谓之血枯耳，其实非血之枯，乃经之闭也。且经原非血也，乃天一之水，出自肾中，是至阴之精而有至阳之气，故其色赤红似血，而实非血，所以谓之天癸。世人以经为血，此千古之误，牢不可破，倘果是血，何不名之曰血水，而曰经水乎！经水之名者，原以水出于肾，乃癸干之化，故以名。无如世人沿袭而不深思其旨，皆以血视之。然则经水早断，似乎肾水衰涸。吾以为心肝脾气之郁者，盖以肾水之生，原不由于心肝脾，而肾水之化，实有关于心肝脾。使水位之下无土气以承之，则水滥灭火，肾气不能化；火位之下无水气以承之，则火炎铄金，肾气无所生；木位之下无金气以承之，则木妄破土，肾气无以成。倘心肝脾有一经之郁，则其气不能入于肾中，肾之气即郁而不宣矣。况心肝脾俱郁，即肾气真足而无亏，尚有茹而难吐之势。矧肾气本虚，又何能盈满而化经水外泄耶！经曰"亢则害"，此之谓也。此经之所以闭塞有似乎血枯，而实非血枯耳。治法必须散心肝脾之郁，而大补其肾水，仍大补其心肝脾之气，则精溢而经水自通矣。方用益经汤。此方心肝脾肾四经同治药也。妙在补以通之，散以开之；倘徒补则郁不开而生火，徒散则气益衰而耗精；设或用攻坚之剂，辛热之品，则非徒无益，而又害之矣。（《傅青主女科·调经·年未老经先断 二十七》）

【临床应用】

1. 卵巢功能早衰 华某，38 岁，1999 年 2 月 17 日初诊。患者闭经 2 年，曾行西药人工周期疗法治疗半年，虽有月经来潮、但经量不多，停药后月经不能自行恢复。行内分泌激素检查：促卵泡激素（FSH）≥25IU/L，B 超检查示：子宫略小于正常。卵泡形态学观察，最大卵泡直径在 6mm 以下。妇科检查：阴毛稀少，外阴皮肤弹性较差，阴道分泌物少。伴潮热汗出，烦躁易怒，腰酸腿软，性欲淡漠，头晕耳鸣，纳食不香，神疲乏力，舌淡暗、苔薄白、脉弦细沉。诊断：卵巢功能早衰，证属肾虚血瘀，肝郁脾虚，治以补肾活血，疏肝健脾。方用益经汤加减。处方：党参、鸡血藤、熟地黄各 18g，白术、当归各 15g，白芍、酸枣仁、沙参、杜仲、肉苁蓉、丹参各 12g，柴胡、鸡内金、甘草各 6g，牡丹皮 9g，山药 30g。每天 1 剂，水煎，分 3 次口服，每次 150mL。

服 36 剂后，月经来潮，量不多，持续 4 天干净。坚持服药 6 个月余，月经恢复正常，周期为 34～37 天，经量为既往正常量，余症消失。[颜建敏，徐慧军，付曙光．益经汤加减治疗妇科杂病验 4 则．新中医，2007，39（2）：63－64]

2. 排卵障碍性不孕 刘某，33 岁，2005 年 10 月 9 日初诊。患者因结婚 3 年同居未避孕而不孕来诊。曾行子宫输卵管碘油造影检查示：子宫、双侧输卵管未见异常。B 超监测卵泡形态学变化示：主卵泡最大直径为 15mm。夫妻双方行其他相关检查，未发现功能性及器质性病变。曾行促排卵及人工受精治疗未成功。诊时值月经周期第 9 天，诊见：轻微腰酸，带下量不多，夜寐欠安，余无特殊不适，舌淡、苔薄白，脉沉细。证属肾虚肝郁，治以补肾疏肝、调理冲任。方以益经汤加减。处方：熟地黄、白术、当归、赤芍、鹿胎膏（烊化）、沙参、巴戟天、山药、党参各 15g，酸枣仁、杜仲各 12g，柴胡 10g，鸡血藤 30g，牡丹皮、甘草各 6g。每天 1 剂，水煎，分 3 次口服，每次 100mL。连服 10 剂，等待月经来潮，于月经周期第 9 天，续服上方 10 剂，患者无不适。月经过期未潮，经检查已妊娠。[颜建敏，徐慧军，付曙光．益经汤加减治疗妇科杂病验 4 则．新中医，2007，39（2）：63－64]

3. 绝经综合征 王艳东于 2005 年～2009 年采用中药益经汤加味治疗绝经综合征 56 例。患者在用药 10 天后症状好转，1 个疗程后评分明显下降。症状完全消失，痊愈 10 例，显效 19 例，有效 26 例，无效 2 例，总有效率 96%。益经汤 基本方：熟地、白术各 30g，山药、当归各 15g，沙参、白芍、生枣仁 10g，柴胡 5g，丹皮、人参各 6g。气虚重者人参 9g，寒重者杜仲 9g。[王艳东．益经汤治疗绝经综合征 56 例．陕西中医，2011，32（3）：327－328]

4. 月经过少 邬素珍在临床上对 40 例月经过少患者非经期用益经汤（熟地 15g，白术 10g，山药 15g，当归 10g，白芍 15g，生枣仁 20g，丹皮 15g，沙参 15g，柴胡 10g，杜仲 15g，党参 10g）治疗，连续服药 3 个月经周期。痊愈 12 例，显效 16 例，有效 9 例，无效 3 例，总有效率 92.5%。[邬素珍．傅青主益经汤治疗月经过少 40 例．广东广州第九次全国中医妇科学术研讨会论文集，2009，11：241－242]

5. 心悸 刘某某，女，43 岁。2009 年 10 月 16 日初诊。3 年来患者在月经前自觉心悸，发作时检查心电图示：窦性心律不齐，超声心动未见异常。3 个月来月经未行，心悸频发，伴有失眠多梦，五心烦热，纳可便调，舌苔薄黄、边有齿痕，脉弦左细。辨证属肝郁脾虚，心失所养。予益经汤加减。处方：熟地 30g，土白术 30g，山药 15g，丹皮 10g，山萸肉 15g，枸杞子 20g，杜仲 3g，柴胡 3g，党参 10g，生龙牡（各）30g（先煎），茯神 15g，郁金 10g。6 剂。水煎，每日 1 剂分 2 次服。二诊：服药后月经至，瘀块甚多，遂以四物汤加减治之。处方：熟地 30g，当归 20g，白芍 20g，桃仁 10g，柴胡 10g，郁金 20g，川芎 15g，丹皮 6g，炙草 10g。7 剂。水煎服每日 1 剂。三诊：行经 6 天止，心悸未作，眠安。再拟益经汤连服月余，心悸痊愈，月经恢复正常。追访 3 个月病症未发。[邓力军. 王文友辨治心悸验案举隅. 江苏中医药，2011，43（4）：59-60]

【临证提要】由此方可见，傅氏不仅强调了月经的产生与肾的关系密切，而且明确了治疗闭经应从肾入手再结合辨证施治，所以傅氏所创 15 首调经方中，每方必有熟地、山药、杜仲等滋肾益精、填补真水作用的药物。其调经方之用药，甚具特色，充分体现了经水之病源于肾的规律。缘于此，在治疗本病的过程中，求源之中不忘正确的辨证施治，往往能取得令人满意的效果。本方不仅可辨证应用于月经过少、更年期综合征，还可用于治疗证属肾虚肝郁脾虚证的不孕。

养精种玉汤

【来源】源于清·傅青主《傅青主女科·种子·身瘦不孕 二十九》。

【组成】大熟地一两，九蒸　当归五钱，酒洗　白芍五钱，酒洗　山萸肉五钱，蒸熟

【用法】水煎服。

【功用】补肾平肝，阴血并调。

【主治】妇人有瘦怯身躯，久不孕育，一交男子，即卧病终朝。

【方解】方中熟地、山萸肉滋阴补血，益精填髓，当归补血，使精充血足；配白芍之酸敛，柔润肝阴，平抑肝火，又能制当归之辛窜，以补血敛阴。全方大补精血。

【医论】妇人有瘦怯身躯，久不孕育，一交男子，即卧病终朝，人以为气虚之故，谁知是血虚之故乎。或谓血藏于肝，精涵于肾，交感乃泄肾之精，与血虚何与？殊不知肝气不开，则精不能泄，肾精既泄，则肝气亦不能舒。以肾为肝之母，母既泄精，不能分润以养其子，则木燥乏水，而火且暗动以

铄精，则肾愈虚矣。况瘦人多火，而又泄其精，则水益少而火益炽，水虽制火，而肾精空乏，无力以济，成火在水上之卦，所以倦怠而卧也。此等之妇，偏易动火。然此火因贪欲而出于肝木之中，又是偏燥之火，绝非真火也。且不交合则已，交合又偏易走泄，此阴虚火旺不能受孕。即偶尔受孕，必致逼干男子之精，随种而随消者有之。治法必须大补肾水而平肝木，水旺则血旺，血旺则火消，便成水在火上之卦。方用养精种玉汤。

此方之用，不特补血而纯于填精，精满则子宫易于摄精，血足则子宫易于容物，皆有子之道也。惟是贪欲者多，节欲者少，往往不验。服此者果能节欲三月，心静神清，自无不孕之理。否则不过身体健壮而已，勿咎方之不灵也。

服药三月后不受孕，仍照原方加杜二钱炒断丝，续断二钱，白术五钱土炒焦，茯苓三钱，服数剂后必受孕。（《傅青主女科·种子·身瘦不孕 二十九》）

【临床应用】

1. 试管婴儿术的种植前调理　吴某，女，32 岁，已婚。2006 年 2 月初诊。诉流产后未孕，平时月经后期居多，周期为 30 ~ 50 天，5 ~ 6 天净，偶有痛经，8 年前人工流产 1 次，2003 年宫外孕药物保守治疗 1 次。曾 2004 年 11 月7 日子宫输卵管造影术显示：双侧输卵管峡部阻塞。丈夫曾查精液常规：弱精症。已行 3 次试管婴儿术均未成功，准备 3 个月后再次行试管婴儿术，要求孕前调理。患者形瘦，自诉时有腰酸及小腹隐痛，劳累后加重，平素带多，时有赤带，经前乳胀明显。舌淡红、苔薄，脉细弦。妇检：外阴正常，阴道正常，宫颈轻度糜烂，宫体后位，正常大小，双附件增厚，压痛明显。B 超示：子宫前位，大小 54mm × 41mm × 39mm，左卵巢 29mm × 31mm，右卵巢 37mm ×32mm，子宫直肠窝积液 10mm。中医诊断：不孕症；西医诊断：输卵管梗阻性不孕。辨证：肾虚肝郁，胞脉不通，两精不能相汇之不孕症。拟益肾养血，疏理调冲。药用：熟地、淫羊藿、巴戟天、路路通、皂角刺各 12g，当归、白芍、败酱草各 15g，山萸肉、玉竹各 10g，穿山甲 9g，蒲公英、紫石英各 24g，紫河车 3g（吞）。7 剂。嘱患者自测基础体温（BBT）3 个月，服药后，患者诉腰酸好转，少腹隐痛时作，舌淡红、苔薄，脉细弦。原方加减，经期以血府逐瘀汤为主调理用药 3 个月。2006 年 5 月 9 日行试管婴儿移植术，移植入胚胎 2枚，继续以养精种玉汤加用紫河车、玉竹、枸杞子、白术、桑寄生、菟丝子、川断等，移植后 14 天查血人绒毛膜促性腺激素（HCG）312IU/ L，来我院中西医结合保胎治疗，移植后 35 天查 B 超示：宫内双孕囊，可见胚芽 9mm 及

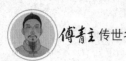

7mm，原始心管搏动可见。保胎至孕 3 个月，腹部可及胎心后停药，现已足月娩两个健康男婴。[姜萍，傅萍（指导）. 傅萍运用养精种玉汤治疗试管婴儿术前后临床经验. 浙江中医杂志 2009, 44（3）：170－1713]

2. 闭经溢乳综合征 唐同秀、张烨、萧咏良等在临床上运用养精种玉汤加减治疗闭经溢乳综合征 12 例收到较好疗效，痊愈 4 例，显效 5 例，有效 2 例，无效 1 例，痊愈率 33.3%，总有效率 91.7%。药方：当归、白芍、山茱萸、熟地、菟丝子、郁金、炒麦芽、牡蛎、山楂、牛膝。脾肾不足，痰阻冲任者，去熟地，加白术、茯苓、法夏；气血虚弱，闭摄失调者加党参、黄芪、白术；肝肾不足，肝郁化火者，改熟地为生地，加丹皮、焦栀。[唐同秀，张烨，萧咏良. 养精种玉汤加减治疗闭经溢乳综合征 12 例. 湖南中医学院学报，1999, 19（2）：37]

3. 月经过少 潘某，30 岁，2004 年 3 月初诊。产后 3 年，上环后 2 年余，近 1 年月经量逐渐减少，2 天即净，每次仅用卫生巾 2～3 张，周期延后 7～15 天，时有腰酸，无腹痛，经来有血块，色暗红，心烦易怒，消瘦，性欲淡漠，眠差，舌质暗、苔薄白、脉细弦。妇科检查未发现异常。B 超提示子宫内膜线状（月经第 28 天）。诊断为月经过少。证属肝肾不足型。拟基本方（熟地、鸡血藤各 30g，山萸肉 10g，当归 12g，白芍、枸杞各 15g）加淫羊藿、川断各 10g，砂仁（后下）、柴胡各 5g。服药 10 剂后腰酸睡眠均好转，再复查 B 超提示子宫内膜 0.9cm。前方去熟地、山萸肉，加丹参、桃仁、红花、川牛膝以活血通经。服 3 剂后经至，经量增多 2 倍余。再治疗 1 个月经周期，经量转正常，无腰酸，眠好转，性生活正常，随访 3 个月月经量正常，性生活正常。[林芸，袁丽萍，郭裕萍. 加味养精种玉汤治疗月经过少 30 例. 实用中医药杂志，2005, 21（8）：470－471]

【临证提要】临证时可酌加阿胶、怀牛膝、杜仲、鹿角胶、龟板等，以增强补血养阴之力。此等患者身瘦多火，性情烦躁，欲火易炽。故治疗期间须清心宁虑，节欲寡愁，可配以饮食（羊肉 500g，当归 25g，党参 25g，山药 25g，佛手片 15g，用砂锅熬汤）调补，方能种玉成孕。

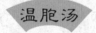
温胞汤

【来源】源于清·傅青主《傅青主女科·种子·下部冰冷不孕 三十一》。

【组成】 白术一两,土炒　巴戟一两,盐水浸　人参二钱　杜仲三钱,炒黑　菟丝子三钱,酒浸炒　山药三钱,炒　芡实三钱,炒　肉桂三钱,去粗,研　附子三分,制　补骨脂二钱,盐水炒

【用法】 水煎服。

【功用】 温补心肾,暖胞祛寒。

【主治】 妇人有下身冰冷,非火不暖,交感之际,阴中绝无温热之气。

【方解】 方中白术补气健脾,滋养化源,巴戟温肾暖宫,人参、淮山药助白术补气健脾,杜仲、菟丝子、附子助巴戟补肾益精、温肾壮阳。芡实甘平,补肾益精、收敛固涩,可抑桂、附等辛热之品耗伤精气,肉桂入肾,补命门真火且益心阳,益火消阴、祛沉寒痼冷;补骨脂苦温入心肾,温肾壮阳,上药合用以温补心肾,益火消阴、祛寒除冷、养精益气。

白术补气健脾,滋养化源,以利腰脐之气血,且土炒后,同气相求,更增其入脾补土之力;巴戟温肾暖宫,《本草正义》谓:"巴戟隆冬不凋,味辛气温,专入肾家为鼓舞阳气之用。温养元阳,邪气自除。"盐水浸后,更增其入肾补火之力。二药均重用至一两,一培后天之土,一补先天之火,共为君药。人参、淮山药助白术补气健脾;杜仲、菟丝子、附子助巴戟补肾益精、温肾壮阳。五者共为臣药。芡实甘平,补肾益精、收敛固涩,明·缪希雍谓其"得水土之阴者能抑火",故可抑桂、附等辛热之品耗伤精气,为佐药。肉桂入肾,补命门真火且益心阳,益火消阴、祛沉寒痼冷;补骨脂苦温入心肾,温肾壮阳,清·黄宫绣谓其"能使心胞之火与命门之火相通。"二者共为使药。十药相合,君、臣、佐、使井然分明。共奏温补心肾,益火消阴、祛寒除冷、养精益气之功。

【医论】 此方之妙,补心而即补肾,温肾而即温心。心肾之气旺,则心肾之火自生。心肾之火生,则胞胎之寒自散。原因胞胎之寒,以至茹而即吐,而今胞胎既热矣,尚有施而不受者乎? 若改汤为丸,朝夕吞服,尤能摄精,断不至有伯道无儿之叹也。(《傅青主女科·种子·下部冰冷不孕 三十一》)

【临床应用】

1. 不孕 朱惠英、杜瑛瑛从 1987 年开始在临床上运用本方加减治疗宫寒不孕症 98 例,疗效颇佳,用药:生晒参 15g(或人参 6g),巴戟天 10g,白术 10g,杜仲 15g,补骨脂 10g,淮山药 24g,菟丝子 12g,肉桂 0.2g(或桂枝 5g),仙茅 10g,淫羊藿 10g,肉苁蓉 12g。[朱惠英,杜瑛瑛.温胞饮加减治疗不孕症 98 例.福建中医学院学报,1997,7(1):12−13]

典型病例：邱某，女，38 岁，2009 年 2 月就诊。生一女后流产 15 次，其中近 2 次孕 2 个月左右自然流产，其后久不受孕，近 2 年来月经量少、约为以往50%，日用不足 1 片卫生巾，经色淡暗，性欲淡漠，小腹怕冷，腰酸隐作，带下量多，清稀如水，时有耳鸣，手足不温，舌淡黯苔白，脉沉细。B 超监测子宫内膜偏薄，排卵后内膜约 4～5cm。宫腔镜检查见子宫内膜菲薄。治以补肾暖宫，调补冲任。方用温胞饮加减。药用鹿胎粉、白术、巴戟天、杜仲、菟丝子、山药、人参、芡实、熟地各 10g，补骨脂 15g。于黄体期连服 10 剂，其余时间口服中成药鹿胎颗粒补气养血。复诊时腰酸、耳鸣均有好转，手足怕冷明显改善，稍口干，舌黯有减，苔薄，脉细。治以滋肾助阳。药用熟地 20g，炒白芍 10g，阿胶珠 10g，炒当归 10g，麦冬 10g，山药 10g，山茱萸 10g，续断 10g，菟丝子 10g。日 1 剂，水煎服，每日 2 次。经周前半期口服后方，后半周期服用前方，经行第 2 天停药。2009 年 10 月 11 日妊娠，保胎，予中药益肾安胎剂寿胎丸加减，于 2010 年 6 月产一健康女婴。[温丽娜，陆智义.《傅青主女科》不孕证脏腑辨证法临床应用. 实用中医药杂志，2011，27（5）：331]

2. 男子少精症 张某，男，31 岁，1988 年 5 月 21 初诊，患者婚后 5 年不育，夫妻感情较好，性生活正常，妻子身体健康。诊见头晕耳鸣，失眠多梦，腰膝软弱无力、畏冷，苔薄白，脉沉细无力。检查精液结果：质清稀，量约 2～3mL，畸形精子 10%，精子活动不良，成活率 20%～30%，精子计数 30×10^9/L。此乃肾阳不足所致少精症。治宜温肾助阳。方用傅氏温胞饮加味：党参、补骨脂各 20g，白术、巴戟、杜仲、菟丝子各 15g，芡实 25g，肉桂、附片（先煎）各 10g，山药、鹿角胶各 30g。水煎服。以此略加减服用 20 剂后，诸症均有所好转。查精液量：4mL，成活率 50%，畸形精子 5%，精子计数 80×10^9/L。效不更方，续用此方加减治疗。服药 30 剂后，复查精液：精子计数 80×10^9/L，其他各项指标均属正常。次年其妻正常顺产一女孩。[刘立华，聂永祥. 男性病临证治验. 四川中医，1994，（2）：34]

【临证提要】 随证加减：肾虚寒甚，症见性欲淡漠，婚久不孕，经期后错，量少色淡，畏寒腹冷，腰骶酸楚，苔薄白，质淡，脉沉迟者，倍用肉桂 0.3～0.5g，加淡附子 10g，紫石英 15g，助阳补肾壮火。肝肾阴虚，月经稀发，量少色淡，经期多后延，头晕目眩，面色萎黄，精神倦怠，舌淡苔薄，脉沉细者，加紫河车 12g，枸杞 15g，女贞子 15g，旱莲草 10g，调肝补肾填精。痛经挟瘀，经行小腹胀痛，经血块多，色暗，面部有褐色斑，舌紫暗或瘀点，脉弦不畅，加血竭 10g，红花 5g，香附 10g，川芎 5g 以行气活血行瘀。肝郁气滞，表现婚后多年不孕，精神抑郁不乐，胁痛乳胀，经期紊乱，经行不畅，舌质暗红，苔薄白，脉弦等症，去仙茅、淫羊藿、肉桂加柴胡、香附、丹参、郁金、路路通、合欢皮以疏肝理气，温肾调肝，理气助孕。兼有痰湿之症，表现多年不孕，其特征为形体肥胖，经行延期，带下量多，质稠而黏，面色萎黄，伴头晕心悸，苔白腻，脉沉滑，加半夏、苍术、陈皮、香附之类，以温肾壮阳化痰祛湿。

温土毓麟汤

【来源】源于清·傅青主《傅青主女科·种子·胸满少食不孕 三十二》。

【组成】巴戟一两，去心，酒浸　覆盆子一两，酒浸蒸　白术五钱，土炒　人参三钱　怀山药五钱，炒　神曲一钱，炒

【用法】水煎服。

【功用】温肾暖胞，健脾益气。

【主治】妇人有素性恬淡，饮食少则平和，多则难受，或作呕泄，胸膈胀满，久不受孕。

【方解】方中巴戟天、覆盆子温肾暖胞以养胚胎；太子参、白术、山药健脾益气，以滋化源，使源盛流畅；神曲醒胃以畅纳谷之用。

【医论】妇人有素性恬淡，饮食少则平和，多则难受，或作呕泄，胸膈胀满，久不受孕，人以为赋禀之薄也，谁知是脾胃虚寒乎。夫脾胃之虚寒，原因心肾之虚寒耳。盖胃土非心火不能生，脾土非肾火不能化。心肾之火衰，则脾胃失生化之权，即不能消水谷以化精微矣。既不能化水谷之精微，自无津液以灌溉于胞胎之中，欲胞胎有温暖之气以养胚胎，必不可得。纵然受胎，而带脉无力，亦必堕落。此脾胃虚寒之咎，故无玉麟之毓也。治法可不急温补其脾胃乎？然脾之母原在肾之命门，胃之母原在心之包络。欲温脾胃，必须补二经之火。盖母旺子必不弱，母热子必不寒，此子病治母之义也。方用温土毓麟汤。

此方之妙，温补脾胃而又兼补命门与心包络之火。药味不多，而四经并治。命门心包之火旺，则脾与胃无寒冷之虞。子母相顾，一家和合，自然饮食多而善化，气血旺而能任。带脉有力，不虞落胎，安有不玉麟之育哉！（《傅青主女科·种子·胸满少食不孕 三十二》）

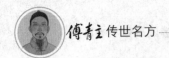

【临床应用】

妊娠合并消化性溃疡 妊娠早期妇女合并消化性溃疡病例临床较少见，因此易忽视对本病的诊断与治疗，致使妊娠晚期或分娩后由于肾上腺皮质功能增强，胃液内盐酸及蛋白酶含量的逐渐增高而使溃疡病情加重。近年来，徐嵘采用温土毓麟汤加减（巴戟天 20g，覆盆子 18g，太子参、白术、山药、白芍、海螵蛸各 15g，苏梗、百合、茯苓、陈皮各 10g，郁金、当归、甘草各 6g。每日 1 剂，水煎取汁 150mL，1 日分 2 次，小口温服。）治疗妊娠合并消化性溃疡 35 例，取得较满意疗效。[徐嵘．温土毓麟汤加减治疗妊娠合并消化性溃疡疗效观察．湖北中医杂志，208，30（11）：33－34]

【临证提要】 临床上用于妊娠合并消化性溃疡时，由于胃为阳土，喜润而恶燥，为多气多血之腑，病久胃之气血耗伤，气滞络瘀，故配白术、百合养胃阴、润胃燥，柔肝止痛；陈皮、郁金疏肝理气、和胃止痛为辅药；佐以苏梗宽中安胎、行气止痛，当归补血活血止痛，茯苓、海螵蛸健脾渗湿、制酸制痛，以防主药滋腻太过，使阴滋燥润而不腻，甘草缓急止痛为使药。

宽带汤

【来源】 源于清·傅青主《傅青主女科·种子·少腹急迫不孕 三十三》。

【组成】 白术一两，土炒　巴戟五钱，酒浸　补骨脂一钱，盐水炒　人参三钱　麦冬三钱，去心　杜仲三钱，炒黑　大熟地五钱，九蒸　肉苁蓉三钱，洗净　白芍三钱，酒炒　当归二钱，酒洗　五味三分，炒　建莲子二十粒，不去心

【用法】 水煎服。

【功用】 健脾益肾缓带。

【主治】 妇人有少腹之间自觉有紧迫之状。急而不舒，不能生育。

【方解】 方中人参、白术、建莲子益气健脾，利腰脐之气；当归、白芍、麦冬养血育阴；杜仲、熟地、巴戟肉、补骨脂、肉苁蓉益肾固本。方中用白芍之酸以平肝木，使肝不侮脾；用五味子之酸化生肾水，使肾能益带。

【医论】 妇人有少腹之间自觉有紧迫之状。急而不舒，不能生育，此人人之所不识也，谁知是带脉之拘急乎。夫带脉系于腰脐之间，宜弛而不宜急。今带脉之急者，由于腰脐之气不利也。而腰脐之气不利者，由于脾胃之气不

足也。脾胃气虚，则腰脐之气闭，腰脐之气闭，则带脉拘急。遂致牵动胞胎，精即直射于胞胎，胞胎亦暂能茹纳，而力难负载，必不能免小产之虞。况人多不能节欲，安得保其不坠乎？此带脉之急，所以不能生子也。治法宜宽其带脉之急。而带脉之急，不能遽宽也，宜利其腰脐之气。而腰脐之气，不能遽利也，必须大补其脾胃之气与血，而腰脐可利，带脉可宽，自不难于孕育矣。方用宽带汤。

此方之妙，脾胃两补，而又利其腰脐之气，自然带脉宽舒，可以载物而胜任矣。或疑方中用五味、白芍之酸收，不增带脉之急，而反得带脉之宽，殊不可解。岂知带脉之急，由于气血之虚，盖血虚则缩而不伸，气虚则挛而不达。用芍药之酸以平肝木，则肝不克脾。用五味之酸以生肾水，则肾能益带。似相妨而实相济也，何疑之有。（《傅青主女科·种子·少腹急迫不孕 三十三》）

【临床应用】

1. 少腹拘急不舒 患者王某某，女，65 岁，农民，1994 年 7 月 18 日初诊，患者素有高血压、冠心病史，平素婆媳不睦，性格内向，不善言谈。诉其近 1 个月来自觉腰脐之间紧束不舒，少腹急迫，宽衣后仍不能有丝毫缓解，苦不堪言。纳少、腹胀、尿少、便溏，且觉头晕、胸闷憋气、颜面及下肢浮肿、舌胖大、色淡、苔厚腻、脉弦数、面色黧黑。西医查体：血压 180/110mmHg，心率 96 次/分，心肺听诊（－），腰间无皮疹及破损，双下肢可见指凹性浮肿。心电图：心肌缺血，右束支传导阻滞。中医辨证为肝郁脾虚，带脉拘急，治则以疏肝健脾，益肾缓带，方药用宽带汤加味：党参 20g，白术 10g，巴戟肉 10g，五味子 10g，补骨脂 10g，麦冬 10g，建莲子 10g，肉苁蓉 10g，当归 10g，白芍 15g，杜仲 10g，熟地 10g，牛膝 10g，车前子 10g，白茅根 20g，甘草 6g。服药 1 剂即觉带脉拘急症状大减，尿量增多，3 剂后少腹急迫症状消失，精神状态明显好转，浮肿消通，自觉身轻气爽，继服 3 剂巩固疗效。停药后至今未再复发。[张景江. 宽带汤临证举隅. 天津中医学院学报，2000，19（4）：54]

2. 神经官能症 2 例单纯性带脉拘急病人，多方求医，经西医多种理化检查未发现阳性结果，而诊断为神经官能症，予以谷维素、维生素 B_1 治疗；有中医大夫考虑肾寒之证予肾著汤等药投之未效。后经宽带汤治疗 3 剂而愈。[张景江. 宽带汤临证举隅. 天津中医学院学报，2000，19（4）：54]

【临证提要】 此方乃大补脾胃之剂，临床上少腹拘急不孕者，排除器质性病变，辨证属肝郁脾虚，带脉拘急，可以应用本方，往往会收到意料之外的结

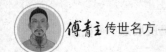

果。临床用之多感滋腻，必须加减灵活使用。可酌情加木香、砂仁之品。

开郁种玉汤

【来源】源于清·傅青主《傅青主女科·种子·嫉妒不孕 三十二》。

【组成】白芍一两，酒炒　香附三钱，酒炒　当归五钱，酒洗　白术五钱，土炒
丹皮三钱，酒洗　茯苓三钱，去皮　天花粉二钱

【用法】水煎服。

【功用】疏肝解郁，养血调经。

【主治】妇人有怀抱素恶，不能生子者。

【方解】是方重用白芍以滋润肝脾，香附以疏肝解郁，当归以养血活血，
且通任冲二脉，白术健脾而利腰脐之气，茯苓以健脾渗湿，能宣脾气之困，
丹皮以清泻血中郁热，天花粉以润燥生津，滋而不滞。诸药合用，具有解心
肝脾肾四经郁结之功效，故腰脐之气自利，任带通达，即可摄精而受孕。

【医论】夫妇人之有子也，必然心脉流利而滑，脾脉舒徐而和，肾脉旺大
而鼓指，始称喜脉。未有三部脉郁而能生子者也。若三部脉郁，肝气必因之
而更郁。肝气郁，则心肾之脉必致郁之极而莫解。盖母子相依，郁必不喜，
喜必不郁也。其郁不能成胎者，以肝木不舒，必下克脾土而致塞。脾土之气
塞，则腰脐之气必不利。腰脐之气不利，必不能通任脉而达带脉，则带脉之
气亦塞矣。带脉之气即塞，则胞胎之门必闭，精即到门，亦不得其门而入矣。
其奈之何哉？治法必解四经之郁，以开胞胎之门则几矣。方用开郁种玉汤。
服用1月则郁结之气开，郁开则无非喜气之盈腹，而嫉妒之心亦可以一易，
自然两相合好，结胎于顷刻之间矣。此方之妙，解肝气之郁，宣脾气之困，
而心肾之气亦因之俱舒。所以腰脐利而任、带通达，不必启胞胎之门而胞胎
自启，不特治嫉妒者也。（《傅青主女科·种子·嫉妒不孕 三十二》）

【临床应用】

1. 乳腺小叶增生　王某某，女，28 岁，农民。1989 年 9 月 11 日初诊。
述右侧乳房胀痛 20 天，1 周前曾就诊于外院，诊断为"乳腺小叶增生"，建
议服中药治疗，遂由其爱人陪同来诊。诊见右侧乳房胀痛，胸闷，时有心烦
易怒。右乳房外上方可触及一形似桃核之肿块，并有压痛。舌质淡红、苔白

腻，脉弦。证属气机郁滞，痰瘀内阻。治以理气解郁，化痰消瘀。用开郁种玉汤合消瘰丸加减：香附 12g，白芍 10g，当归 10g，白术 10g，丹皮 10g，天花粉 10g，贝母 10g，牡蛎（先煎）20g，玄参、三棱、夏枯草各 10g，服用 10剂后，右乳房胀痛减轻，肿块略有缩小，压痛感消失。效不更方，嘱其续服原方 35 剂，自觉症状及乳房肿块消，1 年后随访，未见复发。[赵玉华. 开郁种玉汤验案三则. 湖南中医杂志，1995，11（2）：30]

2. 肋间神经痛 段某某，男，75 岁，工人。1993 年 8 月 12 日初诊。述右胁部疼痛 3 个月，曾入外院行胸透、B 超及肝功能等检查均无异常。经服西药罔效，遂来要求服中药治疗。症见右胁肋胀痛，随情志因素而增减，嗳气，食少纳差。舌质淡红、苔薄白，脉弦。证属肝气郁滞，痹阻胁络。治以疏肝理气，通络止痛。用开郁种玉汤合金铃子散加减：香附 12g，当归 10g，白芍 20g，白术、茯苓、天花粉、牡丹皮、川楝子、延胡索、郁金各 10g，甘草 5g，嘱服 6 剂，服上方后胁痛减轻，余症也有好转，效不更方。续服前方 6剂，诸症悉平，随访半年，病未复发。[赵玉华. 开郁种玉汤验案三则. 湖南中医杂志，1995，11（2）：30]

3. 不孕 唐艳在临床中运用开郁种玉汤为基础方加减（白芍 30g，制香附 10g，当归 15g，炒白术 15g，粉丹皮 10g，云茯苓 10g，天花粉 6g）治疗因卵巢功能紊乱而致的相对不孕症患者 67 例，取得满意疗效。[唐艳. 开郁种玉汤治疗不孕症 67 例. 云南中医中药杂志，2006，27（6）：66]

4. 功能性不射精 吴某，男，32 岁，1981 年 8 月 8 日初诊。婚后 3 年，并无生育。夫妇双方经多次生殖系统检查，未见异常。平素体格健壮，入房阳强不倒，射精不能。曾注射大量睾丸激素，并服滋肾、温阳、填精等中药，效果不佳，而转由我处治疗。患者行房虽不射精，睡中却有下遗，性情忧郁，寡言少欢，脘闷嗳气，舌淡红、苔薄，脉象细弦。证属肝郁精关阻窒。治法：开肝郁以调气血，交心肾而启精关。处方：酒当归 10g，炒白芍 30g，炒白术10g，茯苓 10g，炒丹皮 10g，天花粉 6g，制香附 10g，石菖蒲 10g，细辛 1g，淮牛膝 10g，生甘草 5g。

上方服用 20 剂，房后射精较多，阴茎随即软倒，胸闷松，嗳气已，遗精未作，情绪开朗。原方去石菖蒲、细辛、怀牛膝，加熟女贞、枸杞子各 10g。继进 1 个月，症状完全消失，妻子已怀孕 7 个月有余。[张志坚；张福产. 开郁种玉汤治愈功能性不射精一例. 江苏中医杂志，1983，4（4）：12]

【临证提要】 "妇人多气，兼忧思仇怒，执拗妒忌，肝火无时不动，每每

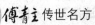

郁结"(《普济本事方》)，肝气不舒，则月经失调，经水不调，实难以成孕。是方重用白芍为君，从肝立法而治。白芍用量重达 1 两，占全方总重量的近 1/3，足见白芍平肝解郁之功。正如傅氏所云："此方之妙，解肝气之郁，宣脾气之困，而心肾之气亦因之俱舒。所以腰脐利而任、带通达，不必启胞胎之门，而胞胎自启。"

加味补中益气汤

【来源】源于清·傅青主《傅青主女科·种子·肥胖不孕 三十五》。

【组成】人参三钱　黄芪三钱，生用　柴胡一钱　当归三钱，酒洗　白术一两，土炒

升麻四分　陈皮五分　茯苓五钱　半夏三钱，制

【用法】水煎服。

【功用】补中益气　升阳化湿。

【主治】妇人有身体肥胖，痰涎甚多，不能受孕者。

【方解】方中以黄芪益气，人参、甘草补中助之，佐白术健脾，当归补血，陈皮、半夏、茯苓理气和中祛湿，更用升举清阳之升麻、柴胡以为引使，俾清阳举而湿浊化，气血充而冲任固。

【医论】妇人有身体肥胖，痰涎甚多，不能受孕者，人以为气虚之故，谁知是湿盛之故乎。夫湿从下受，乃言外邪之湿也。而肥胖之湿，实非外邪，乃脾土之内病也。然脾土既病，不能分化水谷以养四肢，宜其身躯瘦弱，何以能肥胖乎？不知湿盛者多肥胖，肥胖者多气虚，气虚者多痰涎，外似健壮而内实虚损也。内虚则气必衰，气衰则不能行水，而湿停于肠胃之间，不能化精而化涎矣。夫脾本湿土，又因痰多，愈加其湿。脾不能受，必浸润于胞胎，日积月累，则胞胎竟变为汪洋之水窟矣。且肥胖之妇，内肉必满，遮隔子宫，不能受精，此必然之势也。况又加以水湿之盛，即男子甚健，阳精直达子宫，而其水势滔滔，泛滥可畏，亦遂化精成水矣，又何能成妊哉。治法必须以泄水化痰为主。然徒泄水化痰，而不急补脾胃之气，则阳气不旺，湿痰不去，人先病矣。乌望其茹而不吐乎！方用加味补中益气汤。

八剂痰涎尽消，再十剂水湿利，子宫涸出，易于受精而成孕矣。其在于昔，则如望洋观海；而在于今，则是马到成功也。快哉！此方之妙，妙在提

脾气而升于上，作云作雨，则水湿反利于下行。助胃气而消于下，为津为液，则痰涎转易于上化。不必用消化之品以损其肥，而肥自无碍；不必用浚决之味以开其窍，而窍自能通。阳气充足，自能摄精，湿邪散除，自可受种。何肥胖不孕之足虑乎！（《傅青主女科·种子·肥胖不孕 三十五》）

【临床应用】

肥胖不孕 畅某，女，34 岁，运城地区物资供应公司会计，1990 年 3 月 15 日来诊，主诉：婚前月经正常，婚后日见身体发胖，月经一直推迟 2～3 个月来潮一次，经西医治疗 3～4 年，用黄体酮雌激素即来月经，如不用药 4 个月也不来 1 次月经，自感气短喘促，头晕乏力，嗜睡，心慌易饥，腰身肥胖，行走劳作困难，查心肝肾无异常，二便调，舌淡伴有齿痕，苔白腻，脉沉细。证属脾阳不振，水湿内停，阻遏气血，浸渍胞宫而致不孕，治宜健脾益气和胃化湿，药用人参 9g，黄芪 9g，柴胡 5g，甘草 5g，当归 10g，白术土炒 60g，升麻 1.5g，陈皮 2g，茯苓 15g，半夏 9g，服药 10 剂自觉尿多，服药 30 剂后小便改为正常，月经来潮量多，连服 2 个月后，喘促乏力嗜睡消失，活动灵便，并已怀孕，1994 年元月顺产一女婴。[杨学，杨旭昌.傅氏加味补中益气汤治疗肥胖不孕.实用医技杂志，1996，3（3）：204－205]

【临证提要】本方乃补中益气汤与二陈汤合方，临床多用于月经量少，而带下量多，色白无臭，头晕心悸，苔白腻，脉滑缓。若痰湿胶腻难化者，可加炮南星、枳壳去瓤麸炒、滑石研细各 3 克，祛湿化痰力更胜。

清骨滋肾汤

【来源】源于清·傅青主《傅青主女科·种子·骨蒸夜热不孕 三十六》。

【组成】地骨皮一两，酒洗　丹皮五钱　沙参五钱　麦冬五钱，去心　玄参五钱，酒洗　五味子五分，炒，研　白术三钱，土炒　石斛二钱

【用法】水煎服。

【功用】清骨热，补肾精。

【主治】妇人有骨蒸夜热，遍体火焦，口干舌燥，咳嗽吐沫，难于生子者。

【方解】方中重用地骨皮一两，沙参、麦冬各半两，稍用丹皮五钱以"补

肾中之精，凉骨中之热"。配以麦冬、石斛甘寒清热。另以五味子敛肾精，白术以健脾，共助清骨热，补肾精之效。

【医论】夫寒阴之地固不生物，而干旱之田岂能长养？然而骨髓与胞胎何相关切，而骨髓之热，即能使人不嗣，此前贤之所未言者也。山一旦创言之，不几为世俗所骇乎？而要知不必骇也，此中实有其理焉。盖胞胎为五脏外之一脏耳，以其不阴不阳，所以不列于五脏之中。所谓不阴不阳者，以胞胎上系于心包，下系于命门。系心包者通于心，心者阳也；系命门者通于肾，肾者阴也。是阴之中有阳，阳之中有阴，所以通于变化。或生男或生女，俱从此出。然必阴阳协和，不偏不枯，始能变化生人，否则否矣。况胞胎既能于肾，而骨髓亦肾之所化也。骨髓热由于肾之热，肾热而胞胎亦不能不热。且胞胎非骨髓之养，则婴儿无以生骨。骨髓过热，则骨中空虚，惟存火烈之气，又何能成胎？治法必须清骨中之热。然骨热由于水亏，必补肾之阴，则骨热除，珠露有滴濡之喜矣。壮水之主，以制阳光，此之谓也。（《傅青主女科·种子·骨蒸夜热不孕 三十六》）

【临床应用】

1. 胎小不孕 高某，女，33岁。婚后7年未孕，曾经两处地区医院妇科检查，其子宫体大似十一二岁幼女子宫，故诊为"先天性子宫发育不良"。多处就医，终未获效。1981年夏，邀余诊治。诊其两颧如妆，躯体羸瘦。问诊言辄感头晕耳鸣。心烦善感，咽燥口干，月信后期，量少色紫，且时有盗汗。脉沉细而数，舌红绛无苔。投以猪花肠散合清骨滋肾汤加味治之。处方：地骨皮10g，丹皮15g，沙参15g，麦冬15g，玄参15g，五味子15g，白术9g，石斛6g，熟地黄60g，陈皮9g。每日1剂，水煎1次服，服时以药汁冲服猪花肠末30g（即取猪之子宫一具，洗净焙干研末）。

服药10剂后，诸症略减，适逢月信来潮，量较前略增，色近正常，脉亦较前有力，舌呈红润，且略见薄白之苔。效不更方，仍以前方增损继服。前后共进药45剂，舌脉正常，诸症悉除，月经之期、色、量等亦均正常。嘱其停服汤药，继用猪花肠末，每日早晚各15g，温开水冲服。服至第3个月，经妇查诊为早孕。后足月顺产一女。[林治虎. 胞宫奇小不孕. 山东中医杂志，1988，7(4)：47-48]

【临证提要】此方多用于治疗不孕、不育、肺痨等症见五心烦热、潮热盗汗、口干舌燥、舌红苔薄、脉细数等一派阴虚内热之象的疾病。此方重在滋补肾阴，兼以清虚热。临床应用时忌苦寒直折以伐胃阴、滋腻之品以碍胃气。

升带汤

【来源】源于清·傅青主《傅青主女科·种子·腰酸腹胀不孕 三十七》。

【组成】白术—两，土炒　人参三钱　沙参五钱　肉桂—钱，去粗，研　荸荠粉三钱
鳖甲三钱，炒　茯苓三钱　半夏—钱，制　神曲—钱，炒

【用法】水煎服。

【功用】消疝除瘕，健脾益气。

【主治】妇人有腰酸背楚，胸满腹胀，倦怠欲卧，百计求嗣不能如愿。

【方解】方中肉桂以温经散寒，荸荠以祛积，鳖甲之攻坚，党参、白术、
沙参益气，茯苓、半夏、神曲健脾渗湿，全方攻补兼施，使疝瘕除而脾气
健运。

【医论】夫任脉行于前，督脉行于后，然皆从带脉之上下而行也。故任脉
虚则带脉坠于前，督脉虚则带脉坠于后，虽胞胎受精亦必小产。况任督之脉
既虚，而疝瘕之症必起。疝瘕碍胞胎而外障，则胞胎缩于疝瘕之内，往往精
施而不能受。虽饵以玉燕，亦何益哉！治法必须先去其疝瘕之病，而补其任
督之脉，则提挈天地，把握阴阳，呼吸精气，包裹成形，力足以胜任而无虞
矣。外无所障，内有所容，安有不能生育之理！（《傅青主女科·种子·腰酸
腹胀不孕 三十七》）

【临床应用】

1. 卵泡未破裂黄素化综合征　史建辉等采用升带汤为主辨证加减观察其
治疗卵泡未破裂黄素化综合征的效果，结果示 28 例克罗米酚促排卵周期发病
者排卵率77.1％，妊娠率42％，无效率22.9％，12 例自然月经周期发病者排
卵率76.7％，妊娠率42.6％，无效率23.3％，结论：升带汤为主治卵泡未破
裂黄素化综合征确实有效。[史建辉，李国臣，王秀霞. 升带汤为主治疗卵泡未破裂黄
素化综合征40 例. 浙江中医杂志，2008，43（2）：98]

2. 慢性盆腔炎　刘某，女，32 岁。2003 年 2 月 11 日就诊。下腹坠痛 2
个月，月经正常。舌质稍黯，苔薄白，脉细弦。妇科检查：子宫后位大小正
常左附件区扪及一约5cm×4cm 大小包块，活动欠佳，压痛明显，右附件区增
厚、压痛。彩超示：左附件区 5.5cm×3.8cm 混合性包块。诊断：左附件区炎

性包块。予以青霉素 640 万 U，每日 2 次，甲硝唑 250mL，每日 2 次，静脉滴注，用药 7 日后复查，盆腔包块无明显缩小，遂予加味升带汤治疗。1 个疗程后患者腰腹痛消失，包块缩减为 2.5cm×1.8cm，继服 2 个疗程后妇科检查及彩超均示包块消失，随访 6 个月无复发。加味升带汤：炒白术 30g，人参 9g，肉桂 3g（后下），茯苓 9g，制半夏 9g，沙参 15g，连翘 15g，丹参 15g，延胡索 12g，木香 6g。加减：腰酸腹胀者加杜仲 15g、泽泻 9g、枸杞子 15g；有包块者加鳖甲 9g、神曲 6g。每日 1 剂，分早晚 2 次，饭前 30 分钟温服。药渣加适量醋调匀，热敷下腹部。10 日为 1 疗程，连服 2 个疗程，有包块者服 3 个疗程。[韩颜华，韩艳荣. 加味升带汤治疗慢性盆腔炎 156 例. 河北中医，2006，28（1）：27]

【临证提要】傅青主在此篇中专门提出了腹中有"疝瘕"的病证，在西医学中多用此方治疗妇科炎性肿块、囊肿等疾病。此方在治疗这类疾病力量稍弱，应配以其他药物共同治疗方可达到良效。临证加减：腰酸腹胀者加杜仲、泽泻、枸杞子；有包块者加鳖甲、神曲。

化水种子汤

【来源】源于清·傅青主《傅青主女科·种子·便涩腹胀足浮肿不孕 三十八》。

【组成】巴戟一两，盐水浸　白术一两，土炒　茯苓五钱　人参三钱　菟丝子五钱，酒炒　芡实五钱，炒　车前二钱，酒炒　肉桂一钱，去粗，研

【用法】水煎服。

【功用】温肾化阳，健脾利水。

【主治】妇人有小水艰涩，腹胀脚肿，不能受孕者。

【方解】方中巴戟天、肉桂温补肾阳，一则补先天不足，二则助膀胱气化利水，去除胞宫水湿；白术、茯苓、人参健脾补气；菟丝子补肾益精；芡实健脾补肾，固涩肾精；再以少量车前子利水渗湿，共达利湿补脾肾，化水祛湿之效。

【医论】夫膀胱原与胞胎相近，膀胱病而胞胎亦病矣。然水湿之气必走膀胱，而膀胱不能自化，必得肾气相通，始能化水，以出阴器。倘膀胱无肾气

之通，则膀胱之气化不行，水湿之气必且渗入胞胎之中，而成汪洋之势矣。汪洋之田，又何能生物也哉？治法必须壮肾气以分消胞胎之湿，益肾火以达化膀胱之水。使先天之本壮，则膀胱之气化；胞胎之湿除，而汪洋之田化成雨露之壤矣。水化则膀胱利、火旺则胞胎暖，安有布种而不发生者哉！（《傅青主女科·种子·便涩腹胀足浮肿不孕 三十八》）

【临床应用】

1. 不孕 刘某某，女，26 岁。婚后 5 年未孕，经哲里木盟某医院检查，夫妇双方均无生理缺陷。患者每于经行前下肢浮肿，小便涩痛，腰痛腹胀，不思饮食，受凉饮冷后诸证加重，月经按期，但量多，色淡不染衣，曾四方求医，服药治疗，终未受孕。1980 年 10 月 9 日来我科求诊。检查：面色灰暗虚浮、形寒畏冷、四肢不温、胫骨前缘按之有压痕，舌质淡，苔白滑，脉沉迟无力。证属脾肾阳气不足，膀胱气化不行，寒水停聚胞宫，故而不孕。治宜温肾助阳、健脾化湿。方用化水种子汤加味：巴戟天 30g（盐水浸），焦术 30g，茯苓 15g，芡实 15g，肉桂 5g，党参 20g，车前子 6g，菟丝子 15g（酒炒），附子 3g，鹿角粉 15g，补骨脂 9g，水煎服。上方服 5 剂后，面色转红润，手足温暖，小便畅利，腹胀消失，饮食增加。效不更方，前方又服 5 剂，诸症消失，舌脉正常，续用前方 3 剂为末，蜜制为丸，朝夕吞服，3 个月后，受孕足月顺生一女婴。[孙海廷. 化水种子汤临床应用. 内蒙古中医药，1987，（2）：42－43]

2. 习惯性小产 关某某，女，27 岁。患者结婚 5 年，受孕 4 次，前 3 次怀孕均不满 6 个月而小产，每次怀孕 3 个月后，逐渐出现腰酸腹胀，小溲涩痛，下肢浮肿，继则阴道流出大量黄色水液而小产，每次都请医生诊断治疗，均未获效。1985 年 6 月 10 日，患者第四次怀孕将近 3 个半月，又出现小产先兆症状，来我科求诊。检查血压 100/70mmHg，面色灰暗，呼吸迫促，下肢浮肿，以指按之，凹痕不起，舌胖、质淡、苔白滑，脉沉微。证属脾肾虚寒，膀胱之气化不行，水湿渗入胞胎之中。治宜速去胞胎之水以治其标，兼予温肾健脾以固其本。方用化水种子汤加味：巴戟天 30g、焦术 30g、茯苓 20g、党参 15g、菟丝子 20g、芡实 15g、车前子 12g、肉桂 3g、续断 10g、桑寄生 10g，水煎服。服 3 剂后，小溲畅利，下肢肿消大半，腹胀亦减。上方又服 3 剂，诸证悉除，面色红润，饮食倍增。原方去车前子、肉桂，加阿胶 12g、黄芪 12g，继服 3 剂，以巩固疗效而停药。经随访得知，患者于 1985 年 11 月 22 日，顺生一男，母婴均健。[孙海廷. 化水种子汤临床应用. 内蒙古中医药，1987，

(2)：43]

3. 水肿 廖某，男，40岁，1999年9月初诊。患者水肿反复发作3年余。经市某医院诊为慢性肾炎，以中西医治疗未愈。近半年来全身浮肿以下腹为甚，小便量少，色黄，气短，四肢乏力，腰酸，纳少，腹胀便溏。诊见：颜面虚浮，面色晦白，手足欠温，舌淡胖、苔白滑，脉沉缓无力。体检：下肢凹陷性浮肿（＋＋），腹部移动性浊音（＋），心、肺、肝、脾、神经系统均正常。尿常规：蛋白（＋＋＋），白细胞3～5，红细胞5～10，颗粒管型1～2，肾功能检查无异常。证属脾肾阳虚，水湿泛滥。治宜温肾健脾，化湿利水。方拟化水种子汤加减。处方：巴戟天、白术、大腹皮各30g，茯苓、党参、菟丝子、防己、益母草各15g，炒车前子、黄芪各20g，肉桂3g，连服5剂，浮肿较前消退，精神、食欲好转，尿量增，腰痛减。复查：尿蛋白（＋＋），红细胞3～5，颗粒管型1～2。仍守前方再服5剂，药后水肿大部分消退，诸症均减，纳增，仍有腹胀。尿常规：蛋白（＋），红细胞0～2，管型（－），面色晦暗，四肢转温，大便成形，舌淡红、苔薄白，脉缓。守前方加陈皮10g，再进10剂，尿蛋白（±），余正常。嘱继用龟鹿补肾丸、六味地黄丸交替服3个月，以调理善后而愈。[罗秀兰.化水种子汤新用.新中医，2001，33（12）：62]

4. 子气 黄某，24岁，2000年7月初诊。患者孕7个月，近日精神疲倦，食欲不振，腰膝酸软，尿少，双下肢浮肿，无眩晕。诊见：面色苍白，眼睑浮肿，双下肢凹陷性浮肿（＋＋），四肢欠温，舌淡胖、苔白，脉沉缓。BP 120/82mmHg。中医诊为子气，证属脾肾阳虚。治宜温肾利水，健脾祛湿。拟化水种子汤加减。处方：巴戟天15g，白术、大腹皮、党参、茯苓皮各30g，菟丝子、炒芡实各15g，肉桂3g，生姜3片。每天1剂，水煎服。服3剂基本消肿，食欲好转，效不更方，续服3剂而愈。9月底顺产一子，母子平安。
[罗秀兰.化水种子汤新用.新中医，2001，33（12）：62]

5. 带下 白某，32岁，2000年12月初诊。患者身体羸弱，消瘦，近3个月来觉疲乏，形寒肢冷，腰膝酸软无力，白带多，质稀水样，每天需用护垫，微臭，纳呆，大便烂。妇检为慢性宫颈炎，宫颈肥大，子宫颈Ⅱ度糜烂。经用抗生素等及局部用药、冲洗治疗，复查子宫颈仍Ⅰ度糜烂，近日白带又多如前，要求中药治疗。诊见：面色苍黄，精神疲倦，眼睑浮肿，纳差，舌淡胖有齿印、苔白滑，脉缓无力。证属脾肾阳虚，寒湿下注。治宜温补肾阳，健脾祛湿止带。方拟化水种子汤加减。处方：巴戟天、菟丝子、苍术、狗脊各15g，白术、茯苓、党参、大腹皮各30g，升麻、陈皮各10g，肉桂（后下）3g。服3剂，白带减少，稍稠，食欲好转，大便成形。效不更方，再进3剂，白带明显减少，无臭味，不需用护垫，守方加减再进3剂。自觉精神好转，怕冷、腰酸均减，白带趋正常。妇检：子宫颈轻度糜烂。守方服5剂以巩固疗效。[罗秀兰.化水种子汤新用.新中医，2001，33（12）：62]

【临证提要】傅山应用此方治疗"妇人有小水艰涩，腹胀脚肿，不能受孕者"，此方以温肾化阳、健脾利水为法，还可应用于其他疾病，如带下病、肾病等。此方应用广泛，凡是水液代谢问题属脾肾阳虚、水湿内停的均可考虑使用。

顺肝益气汤

【来源】源于清·傅青主《傅青主女科·妊娠·妊娠恶阻 三十九》。

【组成】人参一两　当归一两，酒洗　苏子一两，炒，研　白术三钱，土炒　茯苓二钱　熟地五钱，九蒸　白芍三钱，酒炒　麦冬三钱，去心　陈皮三分　砂仁一粒，烘，研　神曲一钱，炒

【用法】水煎服。

【功用】滋阴养血，健脾益气，平冲降逆。

【主治】妇人怀娠之后，恶心呕吐，思酸解渴，见食憎恶，困倦欲卧。

【方解】熟地、麦冬补阴填精，白芍、当归养肝血柔肝，人参益气，陈皮、白术、茯苓、砂仁等健脾理气，使滋阴不腻，少佐一味神曲健胃助食。该方配伍严谨，具有补益气血之功，且补气勿滞气，理气勿伐气，养血勿滋腻，滋阴勿伤胃。

【医论】夫妇人受妊，本于肾气之旺也，肾旺是以摄精，然肾一受精而成娠，则肾水生胎，不暇化润于五脏；而肝为肾之子，日食母气以舒，一日无津液之养，则肝气迫索，而肾水不能应，则肝益急，肝急则火动而逆也；肝气既逆，是以呕吐恶心之症生焉。呕吐纵不至太甚，而其伤气则一也。气既受伤，则肝血愈耗，世人用四物汤治胎前诸症者，正以其能生肝之血也。然补肝以生血，未为不佳，但生血而不知生气，则脾胃衰微，不胜频呕，犹恐气虚则血不易生也。故于平肝补血之中，加以健脾开胃之品，以生阳气，则

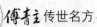

气能生血，尤益胎气耳。或疑气逆而用补气之药，不益助其逆乎！不知妊娠恶阻，其逆不甚，且逆是因虚而逆，非因邪而逆也。因邪而逆者，助其气则逆增；因虚而逆者，补其气则逆转。况补气于补血之中，则阴足以制阳，又何虑其增逆乎！（《傅青主女科·妊娠·妊娠恶阻 三十九》）

【临床应用】

1. 小儿肠胃炎 朱某某，男，5岁，1982年5月18日出诊。因患急性肠胃炎在市某医院住院，用西药治疗20余日，曾一度好转。后除高热由39.8℃降为37.4℃外，呕泻频作，自动出院。诊见患儿发育不良，骨瘦如柴，精神极度疲惫，呈嗜睡状，不哭，不睁眼，四肢末梢欠温，时有抽动，干呕，大便绿色水样，时遗出。血常规报告为：白细胞13.6×10^9/L，中性粒细胞0.78、淋巴细胞0.22，大便常规白细胞0~3。舌质红无苔，脉沉细无力。观其脉症，病甚危笃。试投顺肝益气汤加地丁、马齿苋，茯神易茯苓。嘱其水煎频频呷服，加强护理，以免药液歧入气管。1剂后，精神有转，诸证略减，继投3剂，患儿精神大振，会哭会坐，干呕及抽动消失，腹泻次数减少。上方稍施更动，予药5剂，随访患儿病除体转，身体安康。［朱素.顺肝益气汤临床新用.吉林中医药，1988，（3）：22］

2. 肾盂积水 王某某，男，29岁，工人，1986年5月5日收住，住院号700。患者平素性情急躁，1年前因打架致腰部受伤，此后常腰痛，小溲不利。曾2次在市某医院住院，原按"肾盂积水"处理。症状好转。此次因劳累复作，伴有纳差，晨起干呕，身热乏力，夜寐不安，舌质暗红苔薄黄、脉沉细。尿检：白细胞（+），脓球少许。血生化报告：CO_2CP：11.2mmol/L。B超报告：左侧肾盂积水。细思其证，仍合顺肝益气汤方意，随投该方，加益母草、泽泻、鱼腥草，3剂后纳食明显改善，干呕已瘥，小溲爽利，腰痛稍减，复查，CO_2CP：18.7mmol/L，后用该方略加改动，用药1月告愈。B超报告：左侧肾盂积水消失，无异常发现。［朱素.顺肝益气汤临床新用.吉林中医药，1988，（3）：22］

3. 尿素证呕吐 刘某某，男，60岁，农民，1986年3月20日收住，住院号407。患慢性肾炎10年，1年前因肾功能不全多次在市某医院住院，病情不见好转。此次入院检查尿常规：蛋白（++）；P.S.P报告2小时总排出为0；同位素肾图报告：双侧肾脏无功能；BVN：85mg%；CO_2CP：13 mmol/L。经用中药调理脾肾，病情稳定。后因感冒，呕吐加剧，水食难进，不进而呕，咳嗽、胸闷、不能平卧，双足水肿，溲少、便溏，夜不能寐，舌质淡红，体胖、边有齿痕，苔白乏津，脉细弱。随投顺肝益气汤加苏叶、杏仁，3 剂后恶心呕吐消失，纳食改善，日进食400g左右，余症均减，改用其他药调理。[朱素.顺肝益气汤临床新用.吉林中医药，1988，(3)：22]

4. 妊娠恶阻 刘某，女，27 岁，教师，1992 年 4 月 15 日初诊。患者诉妊娠 4 个月后，呕吐不止，反复发作，身体日渐消瘦。病程中曾到某医院求医，经中西药综合治疗月余，效果欠佳，于今日专程求诊于高师。症见面色㿠白无华，身倦神疲，时有心悸头晕，脘闷纳少，呕吐不止，缠绵不断，口唇及爪甲淡白，舌淡苔薄白，脉缓弱。高师治予调和气血、健脾和胃之法，方选顺肝益气汤加减。处方：太子参10g，当归10g，白术10g，苏子10g，茯苓10g，熟地8g，白芍10g，陈皮6g，砂仁6g，神曲10g。连服12 剂后，恶心呕吐消失，头晕目眩、脘闷纳少明显减轻，唇甲色转淡红，精神佳，但仍有心悸、少寐等症。高师守上方去苏子，加远志10g以养心安神，调治10 余剂后症情大平，呕吐未发，纳食复常，面色红润，体重增加。[薛长连，杨苏华.高辉远教授治疗妊娠恶阻经验辑要.国医论坛，1996，11 (1)：22]

【临证提要】 此方攻补兼施，现代治疗多应用于气血亏虚，胃气上逆所致的呕吐，如尿毒症、肠胃炎、妊娠等。此方重在补中气，中气健旺，则胃气通降而不致上逆，非单用平冲降逆之品，旨在治病求本。

加减补中益气汤

【来源】 源于清·傅青主《傅青主女科·妊娠·妊娠浮肿 四十》。

【组成】 人参五钱 黄芪三钱，生用 柴胡一钱 甘草一分 当归三钱，酒洗 白术五钱，土炒 茯苓一两 升麻三分 陈皮三分

【用法】 水煎服。

【功用】 健脾补肺，升阳益气。

【主治】 妊妇有至五个月，肢体倦怠，饮食无味，先两足肿，渐至遍身头面俱肿。

【方解】 方中黄芪补中益气、升阳固表为君；人参、白术、甘草甘温益气，补益脾胃为臣；陈皮调理气机，当归补血和营为佐；升麻、柴胡协同参、芪升举清阳为使。综合全方，一则补气健脾，使后天生化有源，脾胃气虚诸

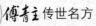

证自可痊愈；一则升提中气，恢复中焦升降之功能，使水液输布正常，则水肿自除。

【医论】夫妊娠虽有原按月养胎之分，其实不可拘于月数，总以健脾补肺为大纲。盖脾统血，肺主气，胎非血不荫，非气不生，脾健则血旺而荫胎，肺清则气旺而生子。苟肺衰则气馁，气馁则不能运气于皮肤矣；脾虚则血少，血少则不能运血于肢体矣。气与血两虚，脾与肺失职，所以饮食难消，精微不化，势必至气血下陷，不能升举，而湿邪即乘其所虚之处，积而成浮肿症，非由脾肺之气血虚而然耶。治法当补其脾之血与肺之气，不必祛湿，而湿自无不去之理。（《傅青主女科·妊娠·妊娠浮肿 四十》）

【临床应用】

1. 妊娠水肿　某女，28 岁，妊娠 7 个月，全身水肿，下肢尤甚，双足及胫前水肿欲裂，足不能履，肢不能迈，痛苦不堪。查其舌质淡红，舌苔薄白，舌边有齿印，脉沉。血压 160/95mmHg。化验尿蛋白（＋）。曾服利水中药，症状不减，遂用傅氏之法，予生黄芪 30g，人参 10g（另炖），土白术 20g，当归 15g，茯苓 30g，柴胡 9g，升麻 3g，陈皮 3g，甘草 3g。水煎服，每日 1 剂。3 剂后水肿减轻，守方续服 5 剂身肿尽消，血压降至 140/90mmHg，惟双足仍肿，停药观察，直至分娩，水肿未再加重。[连华敏. 从临床看傅山运用补中益气汤的经验. 河南中医，2003，23（8）：16]

2. 产后腹胀　某女，25 岁，宫内孕 40 周，因活跃期停滞，行剖宫产术，术后当日即感腹胀，渐次加剧，经肌内注射新斯的明，肛门排气，但通而不畅，病人自觉腹胀不舒，不思饮食，头晕，倦怠乏力，恶露量多，色淡质稀，查：宫缩欠佳，宫底脐上一指，肠鸣音弱，舌质淡，苔薄腻，脉沉弱。中医辨证属手术伤气，中气不足。遵傅氏之法，用补中益气汤化裁，药用：人参 10g（另炖），白术 20g，茯苓 20g，生黄芪 20g，当归 15g，川芎 9g，炒莱菔子 10g，木香 3g。水煎服，每日 1 剂。1 剂知，2 剂大便通畅，3 剂腹不胀，饮食如常，但恶露仍较多。守上方去木香、炒莱菔子，加香附 12g，桃仁 6g，炒荆芥穗 10g。继服 3 剂，恶露正常，诸症均除而停药。[连华敏. 从临床看傅山运用补中益气汤的经验. 河南中医，2003，23（8）：16－17]

3. 恶露不绝　某女，26 岁，产后 2 个月，仍阴道出血量多，经用消炎止血药及调节内分泌治疗，不见好转，遂用中药治疗。诊其：阴道出血，时多时少，淋漓不断，色淡有血块，伴少腹隐痛，头晕目眩，两胁痞满，食少赢瘦，舌质淡暗有瘀点，舌苔薄白，脉沉涩。B 超检查示：子宫复旧不良。中医辨证：气虚血瘀，治以益气活血，药用补中益气汤合三消丸化裁：人参10g，白术10g，当归20g，炙黄芪30g，陈皮9g，白芍15g，香附9g，三棱3g，莪术3g，黑芥穗10g，生姜3片，大枣5枚。3剂，水煎服。3剂尽出血少，腹不痛但胀。上方去三棱、莪术，加炒莱菔子15g，人参5g，继服5剂，诸症尽除。[连华敏.从临床看傅山运用补中益气汤的经验.河南中医，2003，23（8）：17]

4. 胞衣不下 某女，35岁，于1月前足月娩一男婴，当时胎盘滞留，行人工剥离，之后仍出血较多，予清宫治疗，清宫后1周再度出现阴道出血，量小，淋漓不断，B超检查：宫腔内有一较强回声，提示胎盘植入，拟再次清宫，但病人坚决不从，要求服中药治疗。刻下：阴道出血，淋漓不断，面色萎黄，四肢乏力，食少纳差，腹胀下坠，舌质淡，舌体胖大，舌苔薄白，脉沉无力。辨证属脾虚中弱，用傅氏补中益气法，药用：人参15g，生黄芪30g，当归20g，土炒白术15g，柴胡6g，陈皮6g，升麻3g，炙甘草3g，炒莱菔子12g（捣），黑芥穗10g。水煎服。服3剂，阴道有少许烂肉样物质排出，出血减少，守方续服3剂，出血止，B超检查正常。[连华敏.从临床看傅山运用补中益气汤的经验.河南中医，2003，23（8）：17]

【临证提要】补中益气汤原自李东垣《内外伤辨惑论》，本方加减常用于治疗肌迟缓性疾病，如子宫脱垂、胃肝脾肾等内脏下垂、膀胱肌麻痹而致之癃闭、重症肌无力、肠蠕动迟缓引起的虚性便秘等；还常用于原因不明的低热，慢性结肠炎，功能性子宫出血，习惯性流产，老年痴呆，慢性鼻炎，慢性咽炎等辨证属于中气不足，清阳不升的多种疾病。此方应用广泛，但应注意阴虚火旺及实证发热者禁用，肾元虚惫者亦不可服。

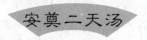

安奠二天汤

【来源】源于清·傅青主《傅青主女科·妊娠·妊娠少腹疼 四十一》。

【组成】人参一两，去芦　熟地一两，九蒸　白术一两，土炒　山药五钱，炒　炙草一钱　山萸五钱，蒸，去核　杜仲三钱，炒黑　枸杞二钱　扁豆五钱，炒，去皮

【用法】水煎服。

【功用】补脾益肾，固胞安胎。

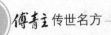

【主治】妊娠少腹作疼，胎动不安，如有下堕之状。

【方解】人参大补元气，白术补益脾气，熟地滋阴养血、补肝肾，山茱萸滋阴补水而兼摄游离之精气，枸杞子补真阴之不足，生津益气，杜仲入肝而补肾，山药补脾胃，土旺金生脾气旺则肾气充，扁豆健脾益气，和中健胃，炙甘草补中益气，调和诸药。全方药味少而专，药性平和，不易助热，不碍气血，不伤脾胃，治病求本，不止血而血止，不止痛而痛缓。

【医论】夫胞胎虽系于带脉，而带脉实关于脾肾。脾肾亏损，则带脉无力，胞胎即无以胜任矣。况人之脾肾亏损者，非饮食之过伤，即色欲之太甚。脾肾亏则带脉急，胞胎所以有下坠之状也。然则胞胎之系，通于心与肾，而不通于脾，补肾可也，何故补脾？然脾为后天，肾为先天，脾非先天之气不能化，肾非后天之气不能生，补肾而不补脾，则肾之精何以遽生也，是补后天之脾，正所以补先天之肾也；补先后二天之脾与肾，正所以固胞胎之气与血，脾肾可不均补乎！（《傅青主女科·妊娠·妊娠少腹疼 四十一》）

【临床应用】

1. 习惯性流产 刘某某，25 岁，农民。1990 年 3 月 19 日初诊。婚后 4 年自然流产 3 胎，第 3 次流产后行经 3 次，于 1989 年 12 月停经后 50 天出现恶心欲吐、纳差、择食等早妊症状。3 天前突然阴道流血，伴少腹阵痛、腰酸乏力。舌淡苔白，脉沉细无力。此系脾肾两虚、胎元失固，拟补脾益肾、止血安胎。药用：白参、杜仲炭、枸杞各 10g，熟地 25g，白术 20g，山药、山茱萸、扁豆、艾叶炭、阿胶（烊化兑服）各 16g，炙甘草 5g。服药 2 剂，阴道流血减少。服药 5 剂，血止。继以党参、杜仲、艾叶易白参、杜仲炭、艾叶炭、每月服 6～8 剂。于 1990 年 10 月，顺产一男婴。[刘日. 安奠二天汤应用举隅. 中医函授通讯，1992，(5)：44]

2. 小儿疳积 肖某某，男，2 岁半。1989 年 9 月 3 日出诊。反复泄泻 3 个月，初为水样，继则完谷不化，每天泄泻 3～8 次，近半个月，下肢渐浮肿，时轻时重，有时眼睑亦浮，厌食，小便清，睡时露睛，面黄肌瘦，发枯直竖，神疲，舌淡苔薄白，脉沉细。指纹淡红达气关，血红蛋白 85g/L，红细胞 2.6×10^{12}/L。此系脾病及肾、阳虚水泛、治宜健脾补肾、温阳利水。药用：西党参、山药、熟地、茯苓各 10g，白术、扁豆、山茱萸、杜仲、枸杞各 6g，附片、甘草各 3g，桂枝 2g。服药 3 剂，水肿消退过半。服药 8 剂，水肿退尽，大便稍成形。继以上方去附、桂，加黄芪、鸡内金、枳壳、陈皮等出入，配合每周刺四缝穴 1 次，调理 2 个月而安，症除痊愈。[刘日. 安奠二天汤

应用举隅.中医函授通讯，1992，(5)：44]

3. 腹型痫证 刘某某，女，12岁，1988年8月26日出诊。8年前，在嬉戏时突诉腹痛，继则动作中断，呼之不应，手持物件坠落，约3分钟神清痛止，遗有神疲乏力、纳差便溏。此后每个月或半个月呈周期性发作，遇精神紧张、惊恐、过劳则加剧。在某市医院作脑电图，诊断为腹型痫证。服苯妥英钠、谷维素等治疗，但效而复发。诊时面色㿠白、体瘦肢冷、神疲纳差、便溏，常尿床，舌淡苔滑，脉沉细。此系脾肾两虚、肝风挟痰、上扰清窍，治宜健脾补肾、熄风化痰。药用：西党参、白术、山药、扁豆、枸杞、山茱萸、茯苓、钩藤、杜仲、白芍各10g，熟地15g，法半夏8g，枳壳6g，甘草5g。同时每天肌内注射胎盘组织液、麝香醒脑液各1支，10天为1个疗程，间隔10天。共治疗4个疗程。10月12日复诊，药后腹痛等症未发。继以上方为蜜丸，每日20g，早晚分服6个月。1991年10月随访，疗效巩固，尿床亦愈，智力正常。[刘日.安奠二天汤应用举隅.中医函授通讯，1992，(5)：44]

4. 支气管哮喘 彭某某，男，33岁，司机。1989年10月7日出诊。患哮病26年，感寒或过劳即发作，冬春尤至。中西药累治罔效。经化脓灸、死卡注射、割脂、埋线等少效。靠氨茶碱、泼尼松等维持。近因过劳而加重。面色萎白，少气赖言，咳喘痰鸣，不能平卧，呼多吸少，动则尤甚，汗出肢冷，头晕目眩，腰膝酸软，尿清便溏，舌黯苔白滑，脉沉细。听诊，两肺满布哮鸣音：X线胸片，示肺纹理紊乱增粗、白细胞11.8×10^9/L，中性0.80。证属脾肾两亏、痰浊内泛，治宜温肺化痰、补益脾肾。药用：西党参20g，白术、山药、熟地、地龙各10g，山茱萸、杜仲、枸杞、杏仁各10g，五味子、干姜、麻黄、甘草各6g。服药5剂，症减：服药10剂，喘息渐平。继以安奠二天汤合玉屏风散加杏仁、五味子为蜜丸服3个月，并每天肌内注射胎盘组织液、鹿茸注射液各一支，治疗2个月。至今2年未发。[刘日.安奠二天汤应用举隅.中医函授通讯，1992，(5)：44-45]

【临证提要】 安奠二天汤用于治疗脾肾两虚、胎元失固型胎动不安，临证加减：阴道出血量多，加地榆炭、仙鹤草，腰骶酸痛者，加桑寄生，腹部下坠者，加升麻，黄芪，小腹痛者，加白芍，恶心呕吐纳差者，加砂仁，苏梗，阴虚者，加石斛，阿胶，阳虚者，加鹿角霜，大便难者，加肉苁蓉，跌仆损伤者，加木香、茜草炭，因惊恐而产生恐惧者，加煅龙骨、煅牡蛎、莲子肉。临床还可以应用于其他表现为脾肾两虚证的疾病，如小儿疳积、支气管哮喘、腹型痫证等疾病。

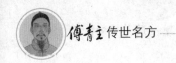

援土固胎汤

【来源】源于清·傅青主《傅青主女科·妊娠·妊娠吐泻腹疼 四十三》。

【组成】人参一两　白术二两，土炒　山药一两，炒　肉桂二钱，去粗，研　制附子五分　续断三钱　杜仲三钱，炒黑　山萸一两，蒸，去核　枸杞三钱　菟丝子三钱，酒炒　砂仁三粒，炒，研　炙草一钱

【用法】水煎服。

【功用】益气健脾，温肾助阳。

【主治】妊妇上吐下泻，胎动欲堕，腹疼难忍，急不可缓。

【方解】方中人参、白术、山药、甘草健脾益气；肉桂、附子小量用之引火归原，不可过用；续断、杜仲、菟丝子补肾以固胎本；山茱萸、枸杞子养肝益精；砂仁理气以安胎；全方补火生土，补其心肾之火，使之生土而固胎。

【医论】夫脾胃之气虚，则胞胎无力，必有崩堕之虞。况又上吐下泻，则脾与胃之气，因吐泻而愈虚，欲胞胎之无恙也得乎！然胞胎疼痛而究不至下坠者，何也？全赖肾气之固也。胞胎系于肾而连于心，肾气固则交于心，其气通于胞胎，此胞胎之所以欲坠而不得也。且肾气能固，则阴火必来生脾；心气能通，则心火必来援胃，脾胃虽虚而未绝，则胞胎虽动而不堕，可不急救其脾胃乎！然脾胃当将绝而未绝之时，只救脾胃而难遽生，更宜补其心肾之火，使之生土，则两相接续，胎自固而安矣。（《傅青主女科·妊娠·妊娠吐泻腹疼 四十三》）

【临床应用】

1. 先兆流产便血　李某，女，43 岁。2007 年 1 月 5 日就诊。患者 1 年前停经 5 个月，就诊前 1 天突然下腹疼痛，腰痠下坠，阵阵加剧，大便下血无脓，1 天 5～8 次，每次量约 50～80mL，门诊以"急性细菌性痢疾"收住院治疗。查体：体温 37.5℃，血常规示：红细胞计数 3.0×10^{12}/L，血红蛋白 90g/L，白细胞计数 12.6×10^9/L，中性粒细胞 0.84，淋巴细胞 0.14，予抗炎解痉止痛治疗［6542 片 10mg，吡哌酸（PPA）0.5g，均 1 天 3 次口服；氨苄青霉素、菌必治等静脉滴注］2 天后，便血停止，然少腹部仍阵阵作痛，于第 4 天自阴道娩出一男性胎儿。此次就诊，妊娠 4 个月，与 1 年前病症相同，邀余诊治。证见：小腹下坠，阵阵剧痛，大便下血色鲜红，1 天 5 次，量比上

年多，面色不华，腰酸坠痛，头晕眼花，倦怠乏力，食少欲吐，舌淡苔白，脉沉细弱。据发病脉症合参，是为脾肾两虚、冲任不固之证。治宜益气健脾，固肾安胎止血。方用援土固胎汤加减。处方：党参9g，白术12g，山药15g，肉桂6g，续断18g，杜仲15g，山茱萸9g，枸杞子12g，菟丝子20g，砂仁9g，阿胶9g（烊化），三七粉3g（冲），炙甘草6g。2剂，日1剂，水煎2次取汁300mL，分早晚2次服。2007年1月7日复诊，便血已止，腹痛衰其大半，食量增加，效不更方，继服2剂，冀收全功，于2007年6月20日足月产一健康男婴。[陈彩霞. 援土固胎汤治疗先兆流产便血1例. 河北中医, 2011, 33（8）: 1175]

2. 妊娠病　何子淮应用援土固胎汤加减治疗妊娠病，适应症：脾胃素虚，妊后纳食不香，稍食腹胀，大便溏软，阴滞下坠，甚则胎萎不长，或者腰酸漏红，舌胖脉细滑。见于"妊娠泄泻"、"胎萎不长"及某些胎漏患者。辨证要点为食后腹胀，便溏。方药组成：炒党参、黄芪、焦白术、淮山药、炒扁豆、肉豆蔻炭、红枣、炙甘草。加减：漏红党参用量加倍，可用至30g，再加藕节炭、狗脊炭。浮肿用生白术散调治，平日以莲子炖红枣当点心。[严宇仙. 何子淮妊娠病辩证治疗经验. 中华中医药杂志, 2008, 23（5）: 412-414]

　　[原按]　　寄生之托于苍桑，鸟与女萝施于松柏。胎压母体全赖脾胃，譬犹悬钟于梁，梁软则钟下坠，折则堕也。若脾运失职，精微无以化生，则胎失所养，胎萎不长；脾虚气弱，无以承载，则致阴滞下坠甚则漏红。治疗当扶其脾胃，脾得鼓舞，养胎有权。仿傅青主援土固胎汤，方中取参、芪，功专益气补中，白术健脾行湿，炒扁豆、肉豆蔻炭擅长补脾止泻；脾虚日久必累及肾，又"胎窃其气以拥护，肾间之阳不能上蒸脾土"，故用淮山药益脾补肾。全方合用使脾气康复，腹泻得止，胎元得养。

　　【临证提要】傅青主应用此方主治"妊娠上吐下泻，胎动欲堕，腹疼难忍，急不可缓者"，此方以益气健脾，补肾助阳为法，旨在治病求本，临床应用应随症加减，如：出血者，加藕节炭、血余炭止血，重用人参以益气摄血；水肿者加白术散；腹痛剧烈者加芍药。临证时应仔细观察病情变化，准确判断疾病发展趋势，给以合理治疗。

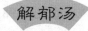

解郁汤

　　【来源】源于清·傅青主《傅青主女科·妊娠·妊娠子悬胁疼 四十四》。

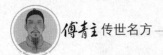

【组成】人参—钱　白术五钱，土炒　白茯苓三钱　当归—两，酒洗　白芍—两，酒炒　枳壳五分，炒　砂仁三粒，炒，研　山栀子三钱，炒　薄荷二钱

【用法】水煎服。

【功用】疏肝健脾，养血柔肝。

【主治】妊妇有怀抱忧郁，以致胎动不安，两胁闷而疼痛，如弓上弦。

【方解】方中人参、茯苓、白术健脾开胃；当归、白芍养血柔肝以补肝血之燥干；砂仁理气止痛以开肝气之郁结；枳壳理气宽胸；薄荷疏理肝气以解肝郁；栀子清热防肝郁化火；全方疏肝解郁，郁开则木不克土，肝平则火不妄动，脾运则水精四布而养胞胎，胎自安。

【医论】夫养胎半系于肾水，然非肝血相助，肾水实有独力难支之势。故保胎必滋肾水，而肝血断不可不顾，使肝气不郁，则肝之气不闭，而肝之血必旺，自然灌溉胞胎，合肾水而并协养胎之力。今肝气因忧郁而闭塞，则胎无血荫，肾难独任，而胎安得不上升以觅食，此乃郁气使然也。莫认为子之欲自悬，而妄用泄子之品，则得矣。治法宜开肝气之郁结，补肝血之燥干，则子悬自定矣。（《傅青主女科·妊娠·妊娠子悬胁疼　四十四》）

【临床应用】

1. 梦游症　苟某某，男，38 岁，干部。1987 年 3 月 28 日初诊。患者自 1985 年上半年起，因情志不遂渐至心悸难忘，失眠多梦，寐必呓语，时轻时重，近 1 个月来发展至夜间不自主下床在室内游走，游走时神志模糊，家人劝阻，亦不能清醒，必经强行挟持方能上床入睡，1 个月内发病 4 次，方求治其症不减，诊见其精神疲倦，面色萎黄，多梦心悸健忘，口苦目眩，胸闷心烦，舌质淡，苔微黄稍腻。脉沉弦。证属：营血亏虚，痰热上扰，以致肝不藏魂神灵失守。故治宜养血安魂，清热化痰醒窍。方用解郁汤加减：太子参 30g，当归 24g，白芍 24g，生地 15g，枣仁 15g，茯苓 30g，枳壳 15g，竹茹 19g，远志 10g，黑栀子 10g，天竹黄 6g，薄荷 3g，菖蒲 15g，水煎服日服 1 剂。7 月 4 日二诊，服药 5 剂后，心悸多梦好转，口苦目眩心烦消失，寐时已不呓语，舌淡红苔白，脉弦，以上方略于增减 15 剂，夜游停止，诸证悉愈，后随访，未发作。[吴志洲，鲁文英. 解郁汤新用. 中原医刊，1990，(1)：48－49]

2. 精神失常　孙某某，33 岁，农民，1981 年 4 月 15 日初诊。患者 2 年前，因情绪拂郁起病，渐至心悸失眠，神志颠倒，有时自言自语，说话无力，有时胡言乱语，喜笑异常，曾多次服奋乃静，安定、氯丙嗪等西药效不佳。诊见：神情呆滞，恐惧多疑，幻觉妄想，胸闷气窒，舌尖红，苔白腻，脉濡弱，证属气血两虚，痰火郁闭心窍。治以益气养血，清肝泻火，化痰开窍，方用解郁汤加减：人参 6g，茯苓 15g，当归 20g，白芍 20g，生地 15g，柴胡 10g，炒栀子 12g，枳壳 15g，菖蒲 15g，郁金 15g，胆星 10g，薄荷 6g，水煎日服 1 剂。4 月 21 日二诊，服上方 5 剂后，情绪稍见好转，心悸胸闷气窒略减，仍有幻觉、恐惧感，舌尖红，苔白，脉濡。原方继服 10 剂。5 月 2 日三诊，病情日渐好转，诸症改善，苔白、脉弦细，以后均用原方进行加减服至 4 周，再以磁朱丸，日服 2 次，每次 9g、开水送下，进行调治 2 个月，随访 1 年未复发。[吴志洲，鲁文英．解郁汤新用．中原医刊，1990，(1)：48－49]

3. 眩晕 郭某某，36 岁，农民。1980 年 9 月 4 日初诊。患者于半年前因情志不遂而致头晕，眩晕时轻时重，欲发作前心烦易怒，头胀似裂伴胸胁胀闷，恶心，嗳气，曾服西药治疗（药物不详）症情无改善，昨日因与丈夫失和，致病情加重，即眩晕昏仆不识人，时约 2 个小时，但发作时无抽搐及口吐白沫而来院就诊，诊见：面色不华，精神萎靡不振，目不欲睁，不欲食，舌尖红、苔白腻，脉弦。证属肝郁脾虚，痰气壅遏，逆而上冲。治宜疏肝理脾，行气化痰，降逆平冲。方用解郁汤加减：当归 12g，白芍 18g，白术 19g，枳壳 15g，茯苓 15g，炒栀子 10g，薄荷 6g，砂仁 6g，珍珠母 30g，半夏 12g，竹茹 10g，水煎，日服 1 剂，9 月 11 日二诊：服 6 剂后眩晕平，恶心嗳气止，舌淡红，苔腻，脉弦细。药证相符，效不更方，续进 5 剂，诸症消除，经随访至今未复发。[吴志洲，鲁文英．解郁汤新用．中原医刊，1990，(1)：48－49]

【临证提要】 傅青主用此方治疗"妊妇有怀抱忧郁，以致胎动不安，两胁闷而疼痛，如弓上弦"，现代多用于治疗精神情志疾病，多表现为情绪抑郁，失眠心烦，胸胁疼痛等。临证加减：痰多者，可加二陈汤；痰热者，可加温胆汤；头晕者可加天麻钩藤饮；失眠者可加安神定志丸等。

救损安胎汤

【来源】 源于清·傅青主《傅青主女科·妊娠·妊娠跌损 四十五》。

【组成】 当归—两，酒洗　白芍三钱，酒炒　生地—两，酒炒　白术五钱，土炒　炙草—钱　人参—钱　苏木三钱，捣碎　乳香—钱，去油　没药—钱，去油

【用法】 水煎服。

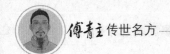

【功用】补血益气，祛瘀安胎。

【主治】妊妇有失足跌损，致伤胎元，腹中疼痛，势如将堕者。

【方解】方中当归、白芍、生地黄养血滋阴；人参、白术、甘草益气健脾；苏木、乳香、没药活血祛瘀；全方大补气血兼活血散瘀，妙在祛瘀而不伤胎，补气血而不滞邪，瘀散则胎安。

【医论】凡人内无他症，胎元坚固，即或跌扑闪挫，依然无恙。惟内之气血素亏，故略有闪挫，胎便不安。若止作闪挫外伤治，断难奏功，且恐有因治而反堕者，可不慎与！必须大补气血，而少加以行瘀之品，则瘀散胎安矣。但大补气血之中，又宜补血之品多于补气之药，则无不得之。（《傅青主女科·妊娠·妊娠跌损 四十五》）

【临床应用】

妊娠跌损 王某，女，33 岁。妊娠 3 个月，跌损后腰腹疼痛，阴道流血，颜色鲜红，B 超检查正常。舌质偏红、苔薄，脉滑利。证属跌损动血，冲任不固，治拟宁血固冲，散瘀安胎：生地、白芍各 15g，黄芩 12g，西洋参（另服）、苏木各 9g，白术、当归身各 10g，甘草 5g，乳香、没药各 3g。服药 5 剂后，疼痛减轻，出血仍不止，去乳香、没药、苏木加杜仲、川断各 15g，加大生地剂量至 30g，再服。3 剂后出血止，服药 10 剂后胎安。[金玲丽，葛政爱，程建红.《傅青主女科》安胎法临床应用探微. 浙江中医杂志，2007，42（12）：692 - 693]

【临证提要】傅青主应用此方治疗"妊妇有失足跌损，致伤胎元，腹中疼痛，势如将堕者"。临床应用时应该以益气补血为主，注意不可过用活血之品，以免滑胎。

助气补漏汤

【来源】源于清·傅青主《傅青主女科·妊娠·妊娠小便下血病名胎漏四十六》。

【组成】人参一两 白芍五钱，酒炒 黄芩三钱，酒炒黑 生地三钱，酒炒黑 益母草一钱 续断二钱 甘草一钱

【用法】水煎服。

【功用】补气摄血，泻火止漏。

【主治】妊妇有胎不动腹不疼，而小便中时常有血流出者。

【方解】方中人参大补气血，黄芩以泻阴火，白芍、生地黄敛阴益气，续断壮腰补肾，益母草养血安胎，全方意在补其气之不足而泻其火之有余，血自然归经而漏止胎安。

【医论】夫血只能荫胎，而胎中之荫血，必赖气以卫之，气虚下陷，则荫胎之血亦随气而陷矣。然则气虚下陷，而血未尝虚，似不应与气同陷也。不知气乃血之卫，血赖气以固，气虚则血无凭依，无凭依必燥急，燥急必生邪热；血寒则静，血热则动，动则外出而莫能遏，又安得不下流乎！倘气不虚而血热，则必大崩，而不止些微之漏矣。治法宜补其气之不足，而泄其火之有余，则血不必止而自无不止矣。（《傅青主女科·妊娠·妊娠小便下血病名胎漏 四十六》）

【临床应用】

1. 月经过多 徐某，25 岁，已婚，1991 年 4 月 2 日初诊。月经过多已 5 年。以往月经基本正常，近 5 年经血量多如冲，每潮均需用卫生纸 5 包多，色鲜红，挟有较多血块，诊刮病理报告：子宫内膜有分泌，但较多的内膜呈增殖期改变。来诊时适值月经周期第 14 天，头晕倦怠，纳谷不香，口干喜饮，心烦急躁，大便干结。脉象细弦，舌质淡暗有紫点，苔薄白。拟益气养阴，清热固经法。方用党参 12g，白芍、黄芩、续断各 10g，生地、益母草、山药各 15g，炙甘草 3g，女贞子、旱莲草、丹皮各 10g。服 10 剂后，月经来潮（周期 27 天），血量稍减，惟小腹胀痛较剧，乃兼气滞血瘀之象，复用原方去女贞子、旱莲草、山药，加丹参、制香附各 10g，参三七粉 1.5g（冲服）。经行 5 天净，共用纸 4 包，仍用原方加减治疗，经量逐月减少，几个月后，每潮用纸 2 包，兼症消失。［江婉君. 助气补漏汤治疗妇科出血症的体会. 四川中医，1995，(8)：43］

2. 崩漏 袁某，45 岁，1992 年 2 月 20 日初诊。月经周期紊乱，经量过多已 2 年。诊刮病理报告：囊性子宫内膜增殖症。来诊时经血已 40 天不绝，近 6 天血量陡增如冲，色鲜红，质偏稀，夹血块，小腹胀痛，心胸烦闷，时时叹息，头晕纳差，口干欲饮，脉弦细，舌质淡红、苔薄白。拟益气摄血，凉血固冲法。方用党参、白芍、黄芩、川断、白术各 10g，生地、益母草各 15g，麻根 30g，乌贼骨 20g，炙甘草 3g，参三七粉 1.5g（冲服）。服 3 剂血量即减，又 2 剂，血止。原方调治月余，诸症悉减，月经期、量、色、质恢复

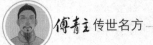

正常。[江婉君. 助气补漏汤治疗妇科出血症的体会. 四川中医，1995，(8)：43]

3. 赤带 卞某，50 岁，1993 年 5 月 18 日诊。绝经 1 年余。近 3 个月带下频下而量多，色呈血性分泌物，质黏腻有臭秽，小腹坠胀，小便频数，阴部灼热疼痛，外阴屡生小丘疹，心烦纳差，脉象濡数。舌质偏红，苔薄黄腻。妇检诊断为老年性阴道炎。宫颈刮片报告：炎性感染。拟健脾清热，利湿止带法。用助气补漏汤加减。处方：党参 12g，黄柏、川断、草薢、苍术、白术、椿根皮各 10g，生地、益母草、车前草各 15g，碧玉散 12g（包），生甘草 4g。服 5 剂后，带量即减，色由红转为黄白，外阴丘疹消失，原方出入，再服 10 剂，症状消失。继服 5 剂，以巩固疗效。[江婉君. 助气补漏汤治疗妇科出血症的体会. 四川中医，1995，(8)：43]

4. "人流"后恶露不绝 周某，30 岁。1989 年 7 月 10 日诊，人流术后 2 个月余，阴道流血不止，曾多次服用补益气血之剂，未效。刻诊：血量不多，偶尔挟有小血块，色紫暗，小腹隐痛，腰酸体倦，头晕纳呆，心烦口干。脉沉细弦，舌质偏红，边有瘀点，苔薄白。拟益气养阴，化瘀止血法。方用党参 15g，赤芍、黄芩、川断、失笑散（包）、大黄炭、茜草、丹皮炭、当归各 10g，生地、益母草各 15g，炙甘草 3g。服 3 剂后，血量明显增多，排出较大血块数枚。上方去当归、失笑散、赤芍、加仙鹤草 30g，白芍 10g，服 5 剂血净。[江婉君. 助气补漏汤治疗妇科出血症的体会. 四川中医，1995，(8)：43]

5. 助孕后先兆流产 张某，36 岁。患者 2 次自然流产后未避孕 3 年未孕，检查为双侧输卵管阻塞，曾在某妇儿医院试管婴儿助孕，胚胎移植后，一直用黄体酮注射液 60mg 肌内注射。当停经 29 天起，阴道出现少量出血伴少腹隐痛，持续 7 天；停经 30 天时测定血 HCG 358mIU/mL，P 22ng/mL。舌质偏红、苔薄白，脉细滑。证属肾虚阴亏，冲任不宁之胎漏，投助气补漏汤加减：西洋参（泡服）、黄芩、血余炭各 12g，白芍、生地、川断、女贞子各 15g，山药、墨旱莲各 30g，白术 9g，菟丝子、仙鹤草各 50g，杜仲 20g，炙甘草 3g。水煎，每日 1 剂，分 2 次温服。治疗 3 天后阴道出血停止，少腹隐痛减轻，治疗 1 周后腹痛停止。因患者有 2 次流产史，故在阴道流血停止后，继以培土补肾、宁冲安胎，处方：党参、白芍、生地、川断各 15g，山药 30g，白术、黄芩各 9g，菟丝子 50g，杜仲 20g，麦冬 10g，炙甘草 3g。每日 1 剂，水煎服。治疗至孕 3 个月，并定期检查，胎儿均正常，后足月剖宫产一女婴，发育正常。[金玲丽. 助气补漏汤加减治疗助孕后先兆流产 87 例. 浙江中医杂志，2010，45（10）：747]

【临证提要】此方原是治疗胎漏，现代常用于妇科多种出血性疾病，如先兆流产、崩漏、月经过多、恶露不绝、赤带等疾病。其辨证多为气血不足兼有内热。临证加减：阴虚者加女贞子、旱莲草；出血量大者加大黄炭、茜草、丹皮炭；血瘀者加当归、失笑散、赤芍；兼有湿者加车前草、碧玉散等。

利气泄火汤

【来源】源于清·傅青主《傅青主女科·妊娠·妊娠多怒堕胎 五十》。

【组成】人参三钱　白术一两，土炒　甘草一钱　熟地五钱，九蒸　当归三钱，酒洗　白芍五钱，酒炒　芡实三钱，炒　黄芩二钱，酒炒

【用法】水煎服。

【功用】健脾补气，养血滋阴，降火安胎。

【主治】妇人有怀妊之后，性急怒多，肝火大动而不静，未至成形，或已成形，其胎必堕。

【方解】方中人参、甘草补气系胎；重用白术健脾并利腰脐之气；加黄芩于补气之中以泄火；芡实补任脉固胎；又有熟地、当归、白芍滋肝而壮水之主。则血不燥而气得和，怒气息而火自平。

【医论】肝怒则不藏，不藏则血难固。盖肝虽属木，而木中实寄龙雷之火，所谓相火是也。相火宜静不宜动，静则安，动则炽。况木中之火，又易动而难静。人生无日无动之时，即无日非动火之时。大怒则火益动矣，火动而不可止遏，则火势飞扬，不能生气养胎，而反食气伤精矣；精伤则胎无所养，势必不坠而不已。经所谓"少火生气，壮火食气"，正此义也。治法宜平其肝中之火，利其腰脐之气，使气生而血清其火，则庶几矣。（《傅青主女科·妊娠·妊娠多怒堕胎 五十》）

【临床应用】

羊水过多　某某，36岁。教师。24岁结婚，婚后性生活正常。曾怀孕4次，均在5~6个月时因羊水过多而自然流产。本次怀孕已4月余，自觉腹胀难忍，双下肢微肿，饮食尚可。妇科检查羊水过多。B超示：羊水最大深度10.8cm，胎心音微弱。鉴于前几胎均因羊水过多而流产，故要求服中药。症

见面色㿠白，腹部膨胀如妊娠7个月样，胎心音微弱。唇舌淡白而润，脉滑数而重按无力。治拟补气健脾、养血安胎，方用利气泄火汤原方。5剂后，腹胀减，胃纳佳，二便通畅，嘱患者隔日服药1剂。1月后复查，羊水明显减少。B超示：羊水最大深度5cm，胎心音正常。为巩固疗效，仍每月服药3～5剂，直至足月顺产一女婴。[史定妹.利气泄火汤治疗羊水过多9例.浙江中医杂志，1997，(7)：307]

【临证提要】利气泄火汤虽为妊娠多怒堕胎而涉，但临床上较少见此应用，临证时若妊娠羊水过多者辨证属脾气虚血少可用本方加减，临床应用确得良效。综观全方，不难看出全方以健脾益气为主，养血滋阴为辅，仅以一味黄芩于补气之中以泄火，芡实补任脉固胎，夫所谓脾主运化水湿，故方中健脾益气乃能化湿耳。

固气填精汤

【来源】源于清·傅青主《傅青主女科·小产·行房小产》。

【组成】人参一两　黄芪一两，生用　白术五钱，土炒　大熟地一两，九蒸　当归五钱，酒洗　三七三钱，研末　荆芥穗二钱，炒黑

【用法】水煎服。

【功用】固气填精，止血安胎。

【主治】妊妇因行房癫狂致小产，血崩不止。

【方解】是方以人参、黄芪为君，以补气摄血；熟地、当归为臣，以滋肾填精，补血活血；佐以三七、黑芥穗以止血塞流，活血祛瘀，白术健脾固气。此方惟补气益精，而无一味苦寒折火之品，盖因此热是由虚而致，重用人参、黄芪以补气，而不直清其热。

【医论】大凡妇人之怀妊也，赖肾水以荫胎。水源不足，则火易沸腾。加以久战不已，则火必大动，再至兴酣颠狂，精必大泄。精大泄则肾水益涸，而龙雷相火益炽。水火两病，胎不能固而堕矣。胎堕而火犹未息，故血随火而崩下，有不可止遏之势。人谓火动之极，亦未为大误也。但血崩本于气虚，火盛本于水亏，肾水既亏，则气之生源涸矣；气源既涸，而气有不脱者乎？此火动是标，而气脱是本也。经云："治病必求其本。"本固而标自立矣。若

只以止血为主，而不急固其气，则气散不能速回，而血何由止！不大补其精，则水涸不能速长，而火且益炽，不揣其本，而齐其末，山未见有能济者也。（《傅青主女科·小产·行房小产》）

【临床应用】

1. 行房胎动 张某，邮局机关干部，初孕，因与夫两地分居，第 20 周与夫同房后觉胎动下坠，脉滑无力，治则固气填精，用固气填精汤 3 剂而安。

[顾荣霞. 中西药治疗先兆流产体会. 时珍国医国药，2000，11（12）：1161－1162]

2. 自汗 杨牧祥、方朝义在《自汗刍议》中提出若属气阴两虚自汗，则宜益气补阴敛汗，代表方如固气填精汤。[杨牧祥；方朝义. 自汗刍议. 天津中医学院学报，1996，（2）：1]

【临证提要】本方主治妊妇因行房气脱，水亏火盛，以致小产，血崩不止者。若年逾四十，参、芪宜倍用，熟地宜减半用，以其年长，气虚火衰更盛。否则，每令气脱不救。

理气散瘀汤

【来源】源于清·傅青主《傅青主女科·小产·跌闪小产 五十二》。

【组成】人参一两　黄芪一两，生用　当归五钱，酒洗　茯苓三钱　红花一钱
丹皮三钱　姜炭五钱

【用法】水煎服。

【功用】补气生血，活血止血。

【主治】妊妇有跌朴闪挫，遂致小产，血流紫块，昏晕欲绝者。

【方解】此方用人参、黄芪以补气摄血。用当归、丹皮以养血祛瘀。用红花、黑姜以活血化瘀。用茯苓以利水，水利则血易归经也。

【医论】夫血室与胞胎相连，如唇齿之相依。胞胎有伤，则血室亦损，唇亡齿寒，理有必然也。然胞胎伤损而流血者，其伤浅；血室伤损而流血者，其伤深。伤之浅者，疼在腹；伤之深者，晕在心。同一跌扑损伤，而未小产与已小产，治各不同。未小产而胎不安者，宜顾其胎，而不可轻去其血；已小产而血大崩，宜散其瘀，而不可重伤其气。盖胎已堕，血既脱，而血室空虚，惟气存耳。倘或再伤其气，安保无气脱之忧乎！经云："血为营，气为

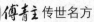

卫"。使卫有不固，则营无依而安矣。故必补气以生血，新血生而瘀血自散矣。（《傅青主女科·小产·跌闪小产 五十二》）

【临床应用】

1. 药物流产后出血 巩某，女，27 岁，已婚，干部。1995 年 3 月 26 日初诊。顺产 1 胎，现孕 45 天，患者于 1995 年 3 月 4 日在外院口服药物米非司酮合前列腺素流产。3 月 6 日见到绒毛及胚囊完整排出，然阴道流血 20 天不止，B 超示宫腔见液性暗区。患者惧怕清宫术，要求中药治疗。刻诊：阴道流血 20 天，量略少于月经量，色暗红，夹较多小血块，无腹痛，略腰酸，神疲乏力，舌质淡红，苔薄白，脉细。病属堕胎（恶露不绝），治则益气化瘀止血。以傅青主理气散瘀汤加味治疗，（太子参 20g，炙黄芪 15g，茯苓 10g，丹皮 10g，黑姜炭 10g，炒五灵脂 10g，益母草 10g，炒川断 10g，当归 10g，红花 6g）。每日 1 剂，连服 3 剂后阴道流血净，10 天后随访，未再出血，于 4 月 29 日月经来潮，经量经期正常。[殷燕云. 理气散瘀汤加味治疗药物流产后出血 45 例. 南京中医药大学学报，1997，13（1）：52]

2. 人工流产后出血 李某，女，32 岁，2009 年 2 月初因避孕失败，行药流并清宫术，阴道出血不止，量时多时少，已 1 个月余，于 3 月 2 日来余处诊治，自诉：少腹疼痛伴腰酸，精神不振，不思饮食，近几天出血量多伴紫黑块，观其消瘦，面色无华，少气懒言，切脉沉细而涩，舌淡苔白，此实乃流产后气血不足，统摄无权所致，即立方以胶艾四物汤加减：当归 15g，川芎 5g，炒白芍 12g，生地炭 10g，阿胶 12g，艾叶炭 6g，芥穗炭 6g，地榆 10g，海螵蛸 12g，炒芡实 15g，甘草 3g。3 剂，水煎服，每日 1 剂。二诊，服药后症状无减，且出血量增多，少腹疼痛，腰酸无力，余定思之，此妇流产血下日久，久则必虚，况气血不足之象明显，何以止血固涩无功？而反成不涩不流，不止不行之势，细思其主症为腹痛出血，是否仍有瘀血作祟，《傅青主女科·跌闪小产篇》云："胞胎有伤则血室不足"，"盖胎已坠，血既脱而血室空虚，惟气存耳"。治则："必补气以生血，新血生而瘀血自散"。即立方以傅氏理气散瘀汤：党参 30g，黄芪 30g，当归 15g，炮姜炭 15g，牡丹皮 9g，茯苓 9g，红花 3g。水煎服，3 剂，每日 1 剂。三诊，患者服药后，出血渐停，精神好转，饮食增加，嘱其加强营养以图食补，并服归脾汤 3 剂以善其后。[王金亮，侯红霞. 应用《傅青主女科》验方治崩漏举隅，2009，21（5）：458]

【临证提要】 原文提出胎未堕宜加杜仲一钱（炒炭），续断一钱（炒黑）；若胎已堕服原方。血崩不止，加贯众炭三钱；若血闭心晕，加玄胡索炭一钱。

黄芪补气汤

【来源】 源于清·傅青主《傅青主女科·小产·畏寒腹痛小产》。

【组成】 黄芪 二两，生用　　肉桂 五分，去粗皮，研　　当归 一两，酒洗

【用法】 水煎服。

【功用】 大补气血，温阳散寒。

【主治】 畏寒腹痛小产。

【方解】 此方重用黄芪二两，量大力宏，大补肺脾之气，补气以裕生血之源，配伍当归，养血和营，以阳生阴长，气旺血生，少量肉桂温肾散寒。气旺则火旺，气旺则胎牢。

【医论】 妊妇有畏寒腹疼，因而堕胎者，人只知下部太寒也，谁知是气虚不能摄胎乎！夫人生于火，亦养于火，非气不充，气旺则火旺，气衰则火衰。人之所以坐胎者，受父母先天之真火也。先天之真火，即先天之真气以成之。故胎成于气，亦摄于气，气旺则胎牢，气衰则胎堕，胎日加长，而气日加衰，安得不堕哉！况又遇寒气外侵，则内之火气更微，火气微则长养无资，此胎之不能不堕也。使当其腹疼之时，即用人参、干姜之类，补气祛寒，则可以疼止而胎安。无如人拘于妊娠之药禁而不敢用，因致堕胎，而仅存几微之气，不急救气，尚有何法。方用黄芪补气汤。服五剂愈矣。倘认定是寒，大用辛热，全不补气与血，恐过于燥热，反致亡阳而变危矣。（《傅青主女科·小产·畏寒腹痛小产》）

【临床应用】

产后尿潴留　产后暂时性排尿功能抑制，致使部分或全部尿液不能从膀胱排出，所以产生排尿困难，称产后尿潴留。临床表现可见尿液点滴而下，甚至闭塞不通，小腹胀急疼痛。检查时膀胱充盈，有触痛，本病多见于初产妇及滞产者。由于抬头对膀胱及骨盆长时间的压迫，产妇暂时性神经支配障碍，膀胱尿道口水肿、充血，或因会阴伤口疼痛反射所致。尿常规检查多属正常。多在产后6~8小时至3日内发生。

单润琴报道应用黄芪补气汤治疗产后尿潴留54例，显效28例，有效19例，无效7例，总有效率87%。黄芪补气汤：黄芪30g，当归、益母草各

15g，陈皮、升麻、木通、炙甘草各6g，党参、白术、桔梗各9g，柴胡3g。口干多汗，加麦冬9g，五味子6g；纳谷不香，加焦山楂15g，枳壳6g。水煎服，头煎汁即时服，二煎汁代茶饮。

典型案例：丁某，24岁，初产妇。于1997年2月17日晚11时，经会阴侧切后，娩出一女婴。产时出血约160mL，总产程14小时。产后小便未解，至第2日上午10时有尿意，欲溲点滴不通，经温敷、针刺无效后，予以导尿。至傍晚6时，少腹胀急，如厕数次，小便不通，肌内注射新斯的明无效，即予留置尿管，并行定时放尿。至产后第3日仍未能自解小便。面色少华，动辄汗出，腰酸膝软，纳谷不香，脉沉细无力，舌质淡边有齿痕苔薄白。施以黄芪补气汤加枳壳、山楂，服药后1小时，尿通而畅。3剂后，乳汁佳，诸症愈。[单润琴. 黄芪补气汤治疗产后尿潴留54例. 安徽中医学院学报，1999，18（2）：22]

【临证提要】黄芪补气汤的现代应用主要是产后尿潴留，本病属中医学的"癃闭"范畴。其成因多由于滞产，特别是产时进气努力，运用胎吸产钳助产，复加失血而引起。现代《中医妇科学》将其归之于产后排尿异常。排尿的正常与否，依赖于三焦、膀胱的气化功能。由于产时耗气伤血，致产后气血不足，尤以气虚为甚，不仅有气短懒言，神疲乏力的肺脾气虚，而且有肾气不足的临床表现，如面㿠白、肢冷、腰酸、尾骶不适等，此乃为产时进气努力所伤。肺为五脏六腑之华盖，主一身之气，肺气虚不能发挥其主宣发肃降、通调水道的功能；脾为后天之本，中阳所系，脾气虚不能上举清阳，下泄浊阴；肾主水，纳气，司二便，肾气伤，不能助三焦气化，不能温煦膀胱。肺失宣发肃降，脾失升运，肾失蒸腾气化，所以发生了三焦膀胱气化不利的产后癃闭证，属脏虚腑实之证。治以补肺气、升脾气、益肾气为主，辅以降浊通利的治法。临床所得，产后癃闭宜早治疗，不可因尿闭而一味地施以通利之峻剂，否则更损正气。黄芪补气汤中黄芪用量30g为主药，黄芪性味甘温，不仅入肺脾二经，用于肺脾气虚证，而且入足少阴经，入中土而行三焦，能补元气，治劳伤。对产后耗气失血，努力伤肾之气虚证，非大剂量黄芪为主药是不足以补的。临证时多加桔梗、木通、益母草以在补的基础上增加通利之功。

降子汤

【来源】源于清·傅青主《傅青主女科·难产·交骨不开难产五十七》。

【组成】当归一两　人参五钱　川芎五钱　红花一钱　川牛膝三钱　柞木枝一两

【用法】水煎服。

【功用】养血益气，佐以开骨。

【主治】交骨不开难产。

【方解】此方用人参以补气，芎、归以补血，红花以活血，牛膝以降下，柞木枝以开关解骨，君臣佐使同心协力，所以取效如神，在用开于补之中也。然单用柞木枝亦能开骨，但不补气与血，恐开而难合，未免有下部中风之患，不若此方之能开能合之为神妙也。至于儿未临门之时万不可先用柞木以开其门；然用降子汤亦正无妨，以其能补气血耳。若欲单用柞木，必须候到门而后可。

【医论】妊妇有儿到产门，竟不能下，此危急存亡之时也，人以为胞胎先破，水干不能滑利也，谁知是交骨不开之故乎！盖产门之上，原有骨二块，两相斗合，名曰交骨。未产之前，其骨自合，若天衣之无缝；临产之际，其骨自开，如开门之见山。妇人儿门之肉，原自斜生，皮亦横长，实可宽可窄、可大可小者也。苟非交骨连络，则儿门必然大开，可以手入探取胞胎矣。此交骨为儿门之下关，实妇人锁钥之键。此骨不闭，则肠可直下；此骨不开，则儿难降生。然而交骨之能开能合者，气血主之也。血旺而气衰，则儿虽向下而儿门不开；气旺而血衰，则儿门可开而儿难向下，是气所以开交骨，血所以转儿身也。欲生产之顺利，非大补气血不可。然交骨之闭甚易，而交骨之开甚难。临产交骨不开者，多由于产前贪欲，泄精太甚，精泄则气血失生化之本，而大亏矣。气血亏则无以运润于儿门，而交骨粘滞不开矣。故欲交骨之开，必须于补气补血之中，而加开骨之品，两相合治，自无不开之患，不必催生，而儿自迅下，母子俱无恙矣。方用降子汤。一剂儿门必响亮一声，交骨开解，而儿乃降生矣。此方用人参以补气，芎、归以补血，红花以活血，牛膝以降下，柞木枝以开关解骨，君臣佐使同心协力，所以取效如神，在用开于补之中也。然单用柞木枝亦能开骨，但不补气与血，恐开而难合，未免

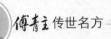

有下部中风之患，不若此方之能开能合之为神妙也。至于儿未临门之时万不可先用柞木以开其门；然用降子汤亦正无妨，以其能补气血耳。若欲单用柞木，必须候到门而后可。方为子已临门救急而设。若子未临门，血虚难产，宜服前送子丹，不可遽服此方。（《傅青主女科·难产·交骨不开难产五十七》）

【临床应用】

方药组成：当归30g，人参15g，川芎15g，川牛膝9g，红花3g，柞木枝30g，水煎顿服。须在宫口开全后方可服用。

典型案例1：刘某，22岁，初产，第1产程较长，产妇过度疲劳，进入第2产程后，宫缩无力而难产，先后肌内注射催产素2次，每次5U，无效，急煎服降子汤，20分钟后顺利产出一男婴。

典型案例2：张某，24岁，初产，产前估计胎儿较大可能发生难产，但产妇坚持家庭分娩，当宫口开全约20分钟，产妇由于精神紧张，产力忽然消失，经用针灸治疗无效，后服用降子汤，半小时后顺利生产1男婴。[刘温.助产良方降子汤.河北中医，1987，9（6）：47]

【临证提要】降子汤是傅青主先生治疗"产妇有子到产门竟不能下"而设之方，临床上用此方治疗第二产程中由产力弱而引起的难产，可收到良好效果。

转天汤

【来源】源于清·傅青主《傅青主女科·难产·脚手先下难产》。

【组成】人参二两　当归二两，酒洗　川芎一两　川牛膝三钱　升麻四分　附子一分，制

【用法】水煎服。

【功用】补气养血，转胎催生。

【主治】脚手先下难产。

【方解】方中重用人参二两以大补元气；当归、川芎以补血活血；用升麻提挈使胎能转动；川牛膝将胎；附子温通，以助气血之力而催生。正如傅氏所云："此方之妙，用人参以补气之亏；用芎归以补血之亏，人人皆知其义。

若用升麻又用牛膝、附子，恐人未识其妙也。盖儿已身斜，非用提挈则头不易转，然转其身非用下行则身不易降。升麻、牛膝并用，而又用附子者，欲其无经不达，使气血迅速以催生也。"

【医论】妊妇生产之际，有脚先下而儿不得下者，有手先下而儿不得下者，人以为横生倒产，至危之症也，谁知是气血两虚之故乎！夫儿在胞胎之中，儿身正坐，男面向后，女面向前。及至生时，头必旋转而向下生，此天地造化之奇，非人力所能勉强者。虽然先天与后天原并行而不悖，天机之动，必得人力以济之。所谓人力者，非产母用力之谓也，谓产母之气与血耳。产母之气血足，则胎必顺，产母之气血亏，则胎必逆；顺则易生，逆则难产。气血既亏，母身必弱，子在胞中，亦必弱；胎弱无力，欲转头向下而不能，此胎之所以有脚手先下者也。当是之时，急用针刺儿之手足，则儿必痛而缩入。急用转天汤以救顺之。水煎服。一剂而儿转身矣，再二剂自然顺生。此方之妙，用人参以补气之亏；用芎归以补血之亏，人人皆知其义。若用升麻又用牛膝、附子，恐人未识其妙也。盖儿已身斜，非用提挈则头不易转，然转其身非用下行则身不易降。升麻、牛膝并用，而又用附子者，欲其无经不达，使气血迅速以催生也。若服三剂后，以针刺儿手足仍不转身，以针刺产妇合骨穴，儿即下。万不可使稳婆用手探取，以致子母俱危，戒之！（《傅青主女科·难产·脚手先下难产》）

【临床应用】

1. 胎位不正　黄某，28岁，第1胎妊娠34周，胎方位RSA（右骶前位，异常胎位），经服用中药数剂及结合艾灸至阴穴，仍未能使胎位转正，前来就诊。患者瘦高体型，面色少华，常有头晕肢乏诸症，舌淡略胖苔薄白，脉象弦细带滑。脉症合参，乃气血两虚之故也，颇合转天汤之症。处方：党参20g，当归10g，川芎10g，牛膝5g，升麻1g，菟丝子15g，白芍12g，白术10g，3剂。患者服2剂后，自觉胎已转正，再诊要求产检，经查胎方位转为LOA（左枕前位，正常胎位）。嘱患者服完3剂，定期产检，此后胎位转正，足月顺娩一健康女婴。[张月娟.转天汤治疗胎位不正.中医杂志，2007，48（增刊）：115]

2. 转天汤加胸膝卧位纠正胎位不正　徐秀珍等报道采用中药转天汤配合胸膝卧位法治疗68例，收到了良好疗效，治疗组全部采用转天汤：人参30g、当归15g、川芎9g、牛膝3g、升麻1.5g、附子0.3g，每日1剂，水煎服，2天为1疗程，限用2个疗程。服药同时配合胸膝卧位，每日2次，每次15分钟，2 天为 1 疗程。对照组单纯采用胸膝卧位，方法同上，2 天为 1 疗程。治疗组 6 天治愈 66 例，纠正率 97%，纠正时间（1.92±0.54）天。对照组纠正 56 例，纠正率 75%，纠正时间（3.85±0.65）天。[徐秀珍，赵成军，宋方树.转天汤加胸膝卧位纠正胎位不正 68 例观察. 中国乡村医药，1999，6（6）：5]

【临证提要】由于禀赋不同，故同为胎位不正，亦不尽相同。在临证中，在转天汤为主的基础上，根据个体差异，略有加减。若血虚偏著者，于方中酌加白芍；脾气虚者酌入白术；胎热者取黄芩配白术以清热安胎。恐附子大辛大热，药力较猛，故去之。在治疗中应注意几点，其一，可借助 B 超，排除脐带绕颈，若有脐带绕颈，一般不用；其二，服药后会出现胎动较为频繁，要交代患者，服药后须松衣带，取平卧或半卧位；其三，必须交代患者密切注意胎动情况，有条件者要勤听胎心；其四，当胎位转正后，可固定之，并嘱患者尽量不下蹲。

中晚期妊娠孕妇因负双身，多气血双亏，因气血亏虚而胎动无力，不能使胎位转正。本方中用人参以补气举胎；用当归、川芎以养血，且川芎有抑制子宫收缩之效，既可防止子宫收缩导致流产，又可为胎儿准备一个相对充足空间，升麻其性升举，有举胎作用；牛膝引药下行使其作用于胞宫；附子性味辛热，以小剂量暖胞宫，"胎儿得热则动"，有促使胎儿活动之功效。

救母丹

【来源】源于清·傅青主《傅青主女科·难产·子死产门难产》。

【组成】人参一两　当归二两, 酒洗　川芎一两　益母草一两　赤石脂一钱　芥穗三钱, 炒黑

【用法】水煎服。

【功用】益气养血，化瘀下胎。

【主治】子死产门难产。

【方解】方用人参补气，使气能推动；重用当归、川芎补血，使血能润胎；赤石脂下瘀血；黑芥穗引血归经；益母草化瘀血下胎。诸药共奏益气养血，化瘀下胎之效。正如傅氏所云："此方用芎、归以补血，人参以补气，气旺血旺，则上能升而下能降，气能推而血能送。况益母草又善下死胎，石脂

能下瘀血，自然一涌而出，无少阻滞矣。"

【医论】妇人有生产三四日，儿已到产门，交骨不开，儿不得下，子死而母未亡者，服开骨之药不验，当有死亡之危。今幸而不死者，正因其子死而胞胎下坠，子母离开，母气已收，未至同子气俱绝也。治但救其母，而不必顾其子矣。然死子在产门，塞其下口，有致母死之患，宜用推送之法，补血以生水，补气以生血，使气血两旺，死子可出而存母命也。倘徒用降子之剂以坠之，则死子未必下，而母气先脱矣，非救援之善者也。山亲见此等之症，常用救母丹，活人颇多。故志之。一剂而死子下矣。此方用芎、归以补血，人参以补气，气旺血旺，则上能升而下能降，气能推而血能送。况益母草又善下死胎，石脂能下瘀血，自然一涌而出，无少阻滞矣。方妙。不可加减。（《傅青主女科·难产·子死产门难产》）

【临床应用】

基础方药：党参30g，当归30g，川芎30g，益母草30g，赤石脂3g，黑芥穗12g，若难免性流产无胚胎排出者，加桃仁，红花，川牛膝，车前子等活血化瘀下胎之品；不完全性流产出血量多者，加阿胶，三七粉，仙鹤草等养血化瘀止血之品。

典型案例1：高某某，女，21岁，已婚患者于1986年5月因停经53天就诊，曾于停经40天时因用力持重致阴道出血淋漓，腹痛下坠，自认为经期初来而未治疗，至前天晚上（停经50天时），腹痛加剧，出血量增多来院就诊。尿乳胶试验阴性，妇检：子宫增大如孕50天，宫颈着色，宫口已开，但无胚胎组织堵塞，诊为难免性流产。因患者不愿做清宫术而转中医妇科诊治，望其面色无华，气短乏力，舌淡苔薄白腻，脉细弱。

治以活血化瘀，益气下胎。处方：党参30g，当归30g，川芎30g，益母草30g，赤石脂3g，黑芥穗9g，桃仁12g，红花12g，川牛膝15g，车前子30g，甘草6g。1剂水煎服后，腹部仍酸痛阵作但未增剧，出血量亦未见增多，连服2剂后胚胎组织即完全排出，痛减血少，予以生化汤调养善后。半年后随访月经如常，现已怀孕2个月。

典型案例2：李某，女，35岁，农民。孕4产2。因阴道出血半月不止就诊。患者平素经期正常，此次错后半月，有恶心厌食等早孕反应，阴道出血开始量少淋漓，近几天增多，并夹杂烂肉样胚胎小块，腹痛阵作，腰酸下坠，面色苍白，头晕心悸，脉细数。诊为不完全性流产。治以活血逐瘀，养血止血。处方：党参30g，当归30g，川芎15g，益母草30g，赤石脂6g，黑芥穗

12g，黄芪15g，阿胶15g，三七粉4g（冲服），仙鹤草30g，甘草6g，在严密观察下，1剂水煎急服后，血量有减，续服2剂则瘀尽血止，腹不痛，腰仍酸，余无不适，继给以八珍益母丸调理1个月后复诊，月经正常，并接受放环手术。[胡小芳. 运用救母丹治疗难免及不全流产. 河南中医, 1989, (2)：27]

【临证提要】难免及不全性流产属中医之坠胎、小产，多由先兆流产发展而来，症见阴道出血淋漓不止，量或多或少，腹痛阵作，腰酸下坠，排出胎块残缺不全。坠胎已属难免。患者既有气血双亏乃至血脱之危，又有殒胎瘀阻胞脉滞而不下或下而不畅及不全之急。殒胎瘀阻不去则新血不归，但若徒用活血化瘀下胎之剂，则殒胎未必下而更耗母气，非为良策。此虚实挟杂之病理，当用攻补兼施之法。补血以生水，补气以生血，气血足则殒胎下，并用活血化瘀滑利之品因势利导以促使殒胎或瘀血排出使祛瘀而不伤正。救母丹方中归芎补血活血，人参补气，气血旺，则上能升，下能降，血能送。益母草行瘀血，生新血，善下死胎，有增强子宫收缩力的作用。赤石脂化恶血，合黑芥穗收涩止血，以防胎下而出血过多。桃仁、红花破血逐瘀。车前子滑利下胎。川牛膝散瘀血并引药下行。诸药合用，共臻排除殒胎、剔除残余绒毛、并减少子宫出血、加快子宫复旧的作用，从而达到类似清宫之目的。因治疗中患者无痛苦，无任何并发症，故又优于清宫，对不愿清宫者不失为良法。

肠宁汤

【来源】源于清·傅青主《傅青主女科·产后·产后少腹疼痛》。

【组成】当归一两，酒洗　熟地一两，九蒸　人参三钱　麦冬三钱，去心　阿胶三钱，蛤粉炒　山药三钱，炒　续断二钱　甘草一钱　肉桂二分，去粗，研

【用法】水煎服。

【功用】补血益气，缓急止痛。

【主治】产后血虚少腹疼痛。

【方解】方中重用当归以养血滋阴；阿胶养血，麦冬以滋阴润燥；人参、山药、甘草健脾补气以滋气血生化之源；川断以补益肝肾；少佐肉桂以温通血脉，尚可祛寒止痛。诸药合用气血双补，养阴润燥，温经止痛。傅氏曰：

"此方补气补血之药也；然补气而无太郁之忧，补血而无太滞之患，气血既生，不必止疼而疼自止矣"。

【医论】妇人产后少腹疼痛，按之即止，人亦以为儿枕之疼也，谁知是血虚而然乎！夫产后亡血过多，血室空虚，原能腹疼，十妇九然。但疼有虚实之分，不可不辨；如燥糠触体光景，是虚疼而非实疼也。大凡虚疼宜补，而产后之虚疼，尤宜补焉。惟是血虚之疼，必须用补血之药，而补血之味，多是润滑之品，恐与大肠不无相碍；然产后血虚，肠多干燥，润滑正相宜也，何碍之有。方用肠宁汤。1剂而疼轻，2剂而疼止，多服更宜。此方补气补血之药也；然补气而无太郁之忧，补血而无太滞之患，气血既生，不必止疼而疼自止矣。（《傅青主女科·产后·产后少腹疼痛》）

【临床应用】

产后腹痛 吴礼兰用中药肠宁汤化裁治疗血虚型产后腹痛36例。主方以《傅青主女科》肠宁汤加减。药用：党参15g，山药30g，当归12g，熟地黄30g，阿胶6g（烊化），肉桂9g，川续断15g，麦门冬15g，炙甘草9g。腹痛较重者，加川楝子12g，延胡索12g，没药12g；兼寒者，加炮姜9g，炮附子6g；兼热者，加大黄6g，牡丹皮12g；气滞明显者，加香附9g，木香6g，延胡索12g；血瘀明显者，加桃仁9g，红花9g，赤芍12g；伴有便秘者，加桃仁9g，麻子仁9g。煎服法：以水浸泡30分钟，煎煮2次，药液混合后分2次早晚温服。36例患者中，治愈33例，其中1剂治愈者12例，2剂治愈者14例，3剂治愈者7例；有效3例，无效0例，有效率为100%。[吴礼兰.肠宁汤治疗血虚型产后腹痛36例.河南中医.2011, 31（8）：934]

【临证提要】产后腹痛指由于子宫强烈地阵发性收缩而引起的小腹疼痛。多见于经产妇和剖宫产患者，为分娩后常见并发症之一。因为产程过长或剖宫产致失血过多者，虽然疼痛不甚剧烈，往往会迁延数日或更长时间。依据中医理论，认为本型病人多为素体虚弱，加之产时伤血耗气，冲任血虚，胞脉失养，则脉涩不荣则痛。因气随血耗，运血无力，血行更加不畅，则瘀滞不通而痛。或因寒邪乘虚入侵，寒凝胞宫而痛；或因素体阳虚，邪毒内侵，热与血结，阻滞胞脉，血浊不行而痛。治应辨证求因，灵活加减。方用《傅青主女科》之肠宁汤，专为血虚胞脉失养之腹痛而设。

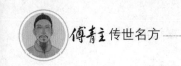

十全大补汤

【来源】源于清·傅青主《傅青主女科·产后·产后恶寒身颤》。

【组成】人参三钱　白术三钱，土炒　茯苓三钱，去皮　甘草一钱，炙　川芎一钱，酒洗　当归三钱，酒洗　熟地五钱，九蒸　白芍二钱，炒　黄芪一两，生用　肉桂一两，去粗，研

【用法】水煎服。

【功用】补益气血，温阳散寒。

【主治】产后恶寒身颤。

【方解】方由八珍汤加黄芪、肉桂组成，八珍汤、黄芪补益气血；肉桂温阳散寒。傅氏曰："此方但补气与血之虚，而不去散风与邪之实，正以正足而邪自除也，况原无邪气乎！所以奏功之捷也。"

【医论】妇人产后恶寒恶心，身体颤，发热作渴，人以为产后伤寒也，谁知是气血两虚，正不敌邪而然乎；大凡人之气不虚，则邪断难入。产妇失血既多，则气必大虚，气虚则皮毛无卫，邪原易入，正不必户外之风来袭体也，即一举一动，风即可乘虚而入之。然产后之妇，风易入而亦易出。凡有外邪之感，俱不必祛风，况产妇之恶寒者，寒由内生也。发热者，热由内弱也；身颤者，颤由气虚也。治其内寒，而外寒自散；治其内弱，而外热自解；壮其元阳，而身颤自除。方用十全大补汤。一剂而诸病悉愈。此方但补气与血之虚，而不去散风与邪之实，正以正足而邪自除也，况原无邪气乎！所以奏功之捷也。宜连服数剂，不可只服一剂。（《傅青主女科·产后·产后恶寒身颤》）

【临床应用】

1. 产后乳汁自出　陈财旺采用十全大补汤加减治疗气血虚弱型乳汁自出24例。24例患者全部是自产后分泌乳汁后即开始乳汁自然流出，全部病例共同特点是：平素身体虚弱，产后精神不振、疲倦乏力、食欲欠佳、面色萎黄或苍白，稍作活动即心慌气短、全身自汗、舌质淡、苔薄白、脉搏细弱、双乳柔软，流出乳汁质稀量少。治疗方法：十全大补汤加减：方药组成，党参18g，熟地18g，白术18g，茯苓12g，当归15g，白芍15g，炙黄芪25g，芡实20g，五味子10g，炙甘草9g，1剂/天，水煎，分2次服。5剂为1疗程，服

药期闻忌食生冷及辛辣食物。

典型病例：患者，女，27岁，2004年1月16日初诊，主诉：产后两乳头不断有乳汁流出，24天。查体：体温36.5℃，脉搏98次/分，呼吸20次/分，血压95/60mmHg，神志清，精神不振，神疲无力，面色萎黄，舌质淡，苔薄白，脉搏细弱，两侧乳房柔软，两乳头可见少量清稀乳汁自出。初步诊断：气血虚弱型乳汁自出。治则：补益气血，佐以固摄。方药：十全大补汤加减。服5剂后，乳汁不再自出，精神恢复，食欲增加，再服5剂以巩周疗效。随访6个月，无再复发。[陈财旺.十全大补汤加减治愈产后乳汁自出24例分析.中华临床新医学.2004，4（12）：1114]

2. 边缘性颌骨骨髓炎 采用中药汤剂治疗边缘性颌骨骨髓炎37例，总有效率为91.89%。边缘性骨髓炎（齿槽风）全身症状不明显，均无发热。局部症状：软组织肿胀、变硬，轻微压痛，颌骨区膨隆，张口受限，相应软组织区出现瘘管，可见稀薄脓液渗出，瘘管周围有肉芽形成，第3磨牙阻生或根夹周围炎，真牙萌出困难，口臭，皮肤溃口日久不愈，有稀薄臭味脓液渗出，面色微黄或白，头晕、语言低微，精神困倦、纳少，舌质淡白，脉细弱无力。治疗方法：补气养血，温阳散寒敛疮，消肿生肌。予十全大补汤加味，药用人参5g，黄芪、茯苓各10g，当归15g，川芎5g，熟地20g，白芍10g，肉桂、生姜各15g，乳香20g，白芷10g，金银花15g，炙甘草、没药各20g。水煎服，每日3次，每次100mL，饭前13服，服药期间停用西药及外用药。6天为1疗程，连续服用5个疗程。[王吉英，傅蕴英.十全大补汤加味治疗边缘性颌骨骨髓炎37例.中国中医急症，2002，11（1）：65]

3. 化疗副反应 采用十全大补汤配合化疗治疗各类癌证患者64例，并通过单纯化疗对照组60例进行了对比观察。治疗方法化疗组采用国内常用联合化疗方案，防治组在联合化疗的同时，加服十全大补汤。每日1剂。水煎服，处方如下：党参15g，白术15g，茯苓20g，黄芪15g，当归12g，熟地20g，白芍20g，川芎12g，肉桂3g，甘草6g，生姜6片，大枣10枚。防治组化疗副反应症状化疗组明显减轻，十全大补汤能减轻化疗药物对消化道的副作用。化学药物在恶性肿瘤治疗中的副作用。常见的表现是白细胞、血小板下降以及恶心呕吐、纳差、便溏等消化道反应，十全大补汤有益气养血健脾和胃之功。化疗所致的消化障碍和骨髓抑制属中医气血亏损、脾胃虚弱的范畴，所以我们取十全大补汤补正气、养气血、健脾胃之功来防治化疗副作用，现代药理研究也证实：黄芪、人参、白术、茯苓、甘草等益气健脾药物能调节消化腺体的分泌功能。提高消化酶的活性。改善消化液的质和量。促进消化功能；人参、黄芪、当归、熟地、川芎、芍药等能促进骨髓造血功能。从而增加血细胞数，本组临床资料表明，十全大补汤能够预防和治疗化疗所致的消化道反应和骨髓抑制等副反应。能够改善病人的营养状况，从而提高疗效。

[陈斌，海霞，孙纪萍. 十全大补汤防治化疗副反应的临床观察. 河南中医，1990，10（58）：22]

4. 血虚生风　张某，女，54 岁。患者从 28 岁起每年春季则额面和颈部瘙痒，无皮疹，无身痒，平素月经不正常，经期延长，经量少，曾被华西医大考虑为抑郁症，服用舒必利治疗，效差。现症见：面色少华，神疲乏力，眠差，舌淡白，脉细弱，已停经，证属：气血不足，血虚生风。治宜养血熄风益气安神，方以十全大补汤加夜交藤、鸡血藤，服 15 剂后，瘙痒减轻，去肉桂后再进 5 剂，诸症悉平。患者平素即月经失调，经期延长，经量少属气血不足之体质，心主血，肝藏血，血虚则心肝失养，经脉失濡养，又春属木，主升发，肝气旺于春，春天多风，风性轻扬上浮，故现头面额顶部，项部瘙痒。[汪大刚. 十全大补汤临床应用四则例析. 实用中医内杂志，2008，22（2）：66]

5. 更年期综合征　吴某，女，47 岁。于 2001 年 12 月 8 日就诊。2 年来心烦，脾气暴躁，失眠，时发晕厥，经用中西药效差，现症见：面色萎黄，消瘦，头晕，烦躁，欲呕，眠差，耳鸣，畏寒，肢冷，舌淡苔白，脉细弱，诊为：更年期综合征。证属：气血亏虚，心肾不交，方以十全大补汤合酸枣仁汤、甘麦大枣汤化裁，服药 20 余剂而愈。更年期综合征，中医属绝经前后诸症，是因为肾气渐衰，冲任虚衰，天癸渐绝，月经紊乱至闭经，身体不能适应这种变化而出现的症状，肾虚则气的来源匮乏，肾气衰惫则精水不足以化血，则血虚，气虚则气的卫外、生化、固摄、气运等功能失调，血虚则体失濡养，心脉失养，心神不宁，再则肾水不足，则不能上济于心，致心火不能下潜，心火亢于上，致心肾不交，水火失济，则诸症悉出。故投十全大补汤化裁补益气血，引火归元，交通心肾，益志安神而获效。[汪大刚. 十全大补汤临床应用四则例析. 实用中医内杂志，2008，22（2）：66]

6. 慢性咽炎　徐某，女，57 岁。于 2002 年 3 月 10 日就诊。5 月前患者因受凉后出现咽喉疼痛，咽干、咽痒、诊为"咽喉炎"，服用西药抗炎药及大量的清热解毒中药效差，现症见：面色萎黄，咽干痛，喜冷饮，畏寒（盖三床被子），嗜睡、眠差、胸闷、耳鸣、便溏、舌淡苔白、脉细弱。查体：咽后壁及扁桃体暗红色、咽后壁淋巴滤泡增生，证属：气血亏虚。方以十全大补汤合甘麦大枣汤化裁，10余剂而愈。慢性咽炎大多因为急性咽炎反复发作或失治、误治；各种鼻病及物理化学因素刺激和全身所致，中医认为多由于脏腑亏损，肺肾阴虚，虚火上炎所致，故称虚火喉痹，初期症状多较轻，有咽干、咽痛、微痛、咽部异物感、干咳等，日久则不易痊愈，反复发作。本病多发于成年，多数患者平素气血亏虚，但前医只抓住了邪热疫毒蕴结咽喉，而过用清热解毒，重伤人体阳气，而致经久不愈，吾师以补益气血之十全大补汤，意在扶正祛邪，以图固其本，正气盛，邪自去，另亦应注意饮食、忌食辛辣、烟酒等刺激之物。[汪大刚.十全大补汤临床应用四则例析.实用中医内杂志，2008，22（2）：66]

7. 疲劳综合征 王某，23岁。于2002年4月5日就诊。近2个月来因工作压力大出现面色萎黄、疲倦，头晕胀，呵欠，脱发，记忆力下降，眠差，视物眼花，肋胁肩背部疼痛，低烧，舌淡苔白，脉细。证属：气血亏虚，气滞血瘀。方以十全大补汤以补益气血、活血行气，另嘱患者劳逸结合，适当锻炼。服5剂后症状大减，续服5剂而愈。疲劳综合征多与心理因素、社会因素等有关，中医认为疲劳的产生与气血虚弱、脏俯功能失调有关，因此补益气血，提高人体正气，平衡人体脏腑功能，就可起到抗疲劳的作用，有研究证明：补气类药物可帮助人们抵抗疲劳和促进体力恢复。另外，还应注意劳逸结合，规律作息，加强体育锻炼。[汪大刚.十全大补汤临床应用四则例析.实用中医内杂志，2008，22（2）：66]

【临证提要】 在风湿心脏病、高血压心脏病、扩张性心肌病、脑出血后遗症、脱发、甲亢放疗后甲减、脑外伤综合征、冠心病、癌症放、化疗术后、运动神经元病、等多种疾病应用本方加减，均取得良好疗效。若患者出现颜面及双下肢浮肿，可与苓桂术甘汤或五苓散合用，若失眠多梦，眠差，可与酸枣仁汤或甘麦大枣汤合用。以上诸病，虽病因和发病机制各有特征，但只要辨证为气血亏虚者，投以十全大补汤加减，均可收到良效。

温肾止呕汤

【来源】 源于清·傅青主《傅青主女科·产后·产后恶心呕吐 七十》。

【组成】 熟地五钱,九蒸　巴戟一两,盐水浸　人参三钱　白术一两,土炒　山萸

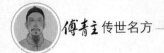

五钱，蒸，去核　炮姜一钱　茯苓二钱，去皮　橘红五分，姜汁洗　白蔻一粒，研

【用法】 水煎服。

【功用】 温肾止呕。

【主治】 妇人产后恶心欲吐，时而作吐。

【方解】 妇人产后阴血骤然失去，虚火尚没立即生成，而肾火没有足够的阴精化生出来，肾的阳气衰弱而寒凉，使肾中命火不能上行而温煦胃气以振奋胃阳，胃气虚寒而使胃失和降，胃气上逆，恶心泛呕，呕吐清水。故治法应当温补肾阳，然而火没水来接济，就成了虚火妄动，从而造成阴虚火旺之症候，故本方中予熟地、山茱萸以滋肾阴佐以巴戟助肾阳，人参、白术、茯苓、炮姜益气，肾之阴阳平衡，而没有虚热产生，肾中命火旺盛自可上温于胃，胃得阳气温煦而能收纳，再予橘红、白蔻等药达到和胃降逆止呕之功。

【医论】 妇人产后恶心欲吐，时而作吐，人皆曰胃气之寒也，谁知是肾气之寒乎！夫胃为肾之关，胃之气寒，则胃气不能行于肾之中；肾之气寒，则肾气亦不能行于胃之内，是肾与胃不可分而两之也。惟是产后失血过多，必致肾水干涸，肾水涸应肾火上炎，当不不至胃有寒冷之虞，何故肾寒而胃亦寒乎？盖新产之余，水乃遽然涸去，虚火尚不能生，火既不生，而寒之象自现。治法宜补其肾中之火，然火无水济，则火在水上，未必不成火动阴虚之症，必须于水中补火，肾中温胃，而后肾无太热之患，胃有既济之欢也。方用温肾止呕汤。一剂而呕吐止，二剂而不再发，四剂而全愈矣。此方补肾之药，多于治胃之品，然而治肾仍是治胃也。所以肾气升腾，而胃寒自解，不必用大热之剂，温胃而祛寒也。（《傅青主女科·产后·产后恶心呕吐 七十》）

【临证提要】

产后恶心呕吐也称"产后呕逆"、"产后呕吐"。为产后急症之一，《张氏医通》卷十一："产后诸病，惟呕吐、盗汗、泄泻为急，三者并见必危。"其发病原因诸多，可因产后去血较多劳伤脏腑，寒邪乘于脾胃，气逆呕吐；或瘀血上冲，胃失和降；或痰浊中阻，胃气上逆；还可因饮食不节，伤损胃气而致。傅氏言及的产后呕吐，提出了肾虚气寒的病机，其立论是在产后多虚之上，故治法以温补为主。临证当详细辨查呕吐的原因，分证而治。若呕吐势急，使产妇津液重伤；阳气欲脱时，当中西医结合救治为好。

服此方必待恶露尽后。若初产一二日之内恶心欲呕，乃恶露上冲，宜服加味生化汤；全当归一两（酒洗）、川芎二钱、炮姜一钱、东楂炭二钱、桃仁一钱（研，用无灰黄酒一盅，水三盅同煎）。

救败求生汤

【来源】源于清·傅青主《傅青主女科·产后·产后血崩 七十一》。

【组成】人参二两　当归二两,酒洗　白术二两,土炒　九蒸熟地一两　山萸五钱,蒸　山药五钱,炒　枣仁五钱,生用　附子一分或一钱,自制

【用法】水煎服。

【功用】益肾养心,大补气血。

【主治】少妇产后半月,血崩昏晕。

【方解】少妇产后半月,气血刚开始恢复时,不知道谨慎调养,不节房事,导致产后出血如崩,头晕眼花而晕,是为心肾两脏俱受损,并不单单是产道子宫的伤损。肾失封藏,冲任不固则精血妄走而出现血崩,故方用熟地、山萸肉、附子以滋补肾之阴阳;心失血养,神不内守而出现神识不清之神脱,故重用人参、白术、当归、山药、枣仁等以益气养血,补养心神,回阳救脱。

【医论】少妇产后半月,血崩昏晕,人皆曰恶血冲心也,谁知是不慎房帏之过乎!夫产后业逾半月,虽不比初产之二三日,而气血初生,尚未全复,即血路已净,而胞胎之损伤未痊,断不可轻于一试,以重伤其门户。气血初复,不知慎养,致血崩昏晕,是心肾两伤,不特胞胎门户已也。精泄神脱,舍大补其气与血,别无良法也。方用救败求生汤。一剂而神定,二剂而晕止,三剂而血亦止矣。倘一服见效,连服三四剂,减去一半,再服十剂,可庆更生。此方补气以回元阳于无何有之乡,阳回而气回,自可摄血以归神,生精而续命矣。(《傅青主女科·产后·产后血崩 七十一》)

【临床应用】

重证产褥期出血　刘某,女,22 岁,1989 年 10 月 15 日初诊。患者半月前首胎足月顺产 1 男婴,旬日内恶露不多。于产后第 12 日,恶露骤增,血下如注,收住本县人民医院妇产科,以"宫腔胎盘组织残留"急行清宫术,继以"宫缩乏力"予麦角新碱、垂体后叶素肌内注射;并予止血、抗炎、补液输血治疗。3 日内行清宫术 2 次、迭进宫缩药、输血 900mL,罔效。查血红蛋白为30g/L,急请中医配合治疗。刻诊:患者颜面苍白,精神疲惫,气怯声低,手足

欠温，肌肤微汗，目眩耳鸣，腰腹下坠，阴道下血，淋漓不止，血色淡红，身体稍动，则血量骤增，舌淡无苔，脉细微数。辨证属肾虚冲任不固，气随血脱，精泄阳衰。治宜益肾固冲，扶阳补气摄血。方选救败求生汤加味：红参、熟地黄、炒白术、山萸肉、黄芪、生龙牡各30g，山药、炒杜仲各20g，当归、枣仁各15g，海螵蛸12g，附子、三七（研末，分次冲服）各6g。2剂，日1剂，水煎服。药进1剂，出血量减半；再剂血止，手足转温，晕定神清。遂以前方减三七、海螵蛸、附子、龙骨，续服2剂，诸症好转。后以归脾汤、十全大补汤加减，结合西医补液，调治旬余出院。[李吉仓. 救败求生汤治疗产后出血. 山西中医. 1996. 12（5）：27－28]

[按] 本病例产后旬余而下血不止，辨证属肾虚冲任不固，气随血脱，阴伤阳衰。傅氏云："此至危之证"，"舍大补其气与血别无良法也"。救败求生汤方以人参、黄芪、当归补气摄血、生血，佐附子壮少火以生气，熟地、山萸、杜仲、山药益肾，合海螵蛸、龙骨固冲任而止崩，白术补脾以助统血，枣仁敛肝以助藏血，三七止血且防留瘀。诸药配伍，切中病机，药进2剂而血止。诚如傅山所言："此方补气回元阳于无何有之乡，阳回而气回，自可摄血以归神，生精而续命矣。"

【临证提要】"产后血崩"相当西医学所称的"晚期产后出血"，即指分娩24小时后，在产褥期发生的子宫大量出血。常因失血过多导致严重贫血和失血性休克。中医学也称"产后血崩"，乃产后危急重证之一，若出血多，来势猛，极易引起昏厥欲脱。如《女科经纶》云："血崩不是轻病，况产后有此，是谓重伤。"其发病原因多为因产伤及冲任子宫，未得平复，而产后劳倦太过，或房事不慎，或盛怒伤肝，或瘀血内阻，致血爆崩而下。治当根据"急则治标，缓则治本"的原则，在血脱气陷时，急用独参汤或参附汤以益气固脱及回阳救逆，或中西医并进给以输血、输液，待证情缓解，查明病因，可分虚实而辨治。傅氏论到的产后血晕，主要责之产褥期房帏不慎而致。提出的产褥期"胞胎之损伤未痊，断不可轻于一试，以重伤其门户"的保健思想，古今认识是一致的，对于每一个产妇来说都应当提高自我保健意识，否则如《千金要方》所言："凡产后满百日，乃可交合，不尔…百病滋长，慎之。"

亦有中气素虚，产后顷刻血崩不止，气亦随之而脱。此至危之证，十常不救者八九，惟用独参汤尚可救活一二。辽人参去芦五钱，打碎，急煎，迟则气脱不及待矣。煎成徐徐灌之，待气回再煎一服灌之。其余治法参看血崩门。但产后不可用杭芍炭以及诸凉药。然此证皆系临产一二日前入房所致，戒之！

<h1 style="text-align:center">通肝生乳汤</h1>

【来源】源于清·傅青主《傅青主女科·产后·产后郁结乳汁不通 七十七》。

【组成】白芍五钱，醋炒　当归五钱，酒洗　白术五钱，土炒　熟地三分　甘草三分　麦冬五钱，去心　通草一钱　柴胡一钱　远志一钱

【用法】水煎服。

【功用】疏肝解郁，理气通乳。

【主治】少壮之妇，于生产之后，或闻嫌谇，遂致两乳胀满疼痛，乳汁不通。

【方解】是方重用白芍以滋润肝脾，柴胡以疏肝解郁，当归以养血活血，且通任冲二脉，白术健脾而利腰脐之气，茯苓以健脾渗湿，能宣脾气之困，熟地、麦冬以滋阴填精生血化乳，佐以通草疏通乳络，远志安神益智。诸药合用，具有解肝脾郁结之功效，故腰脐之气自利，任带通达，乳络得通。

【医论】少壮之妇，于生产之后，或闻嫌谇，遂致两乳胀满疼痛，乳汁不通，人以为阳明之火热也，谁知是肝气之郁结乎！夫阳明属胃，乃多气多血之府也。乳汁之化，原属阳明，然阳明属土，壮妇产后，虽云亡血，而阳明之气实未尽衰，必得肝木之气以相通，始能化成乳汁，未可全责之阳明也。盖乳汁之化，全在气而不在血。今产后数日，宜其有乳，而两乳胀满作痛，是欲化乳而不可得，非气郁而何？明明是羞愤成郁，土木相结，又安能化乳而成汁也。治法宜大疏其肝木之气，而阳明之气血自通，而乳亦通矣，不必专去通乳也。方名通肝生乳汤。一剂即通，不必再服也。（《傅青主女科·产后·产后郁结乳汁不通 七十七》）

【临床应用】

廖氏等采用《傅青主女科》之通肝生乳汤治疗产后肝气郁结乳汁不通患者 52 例，总有效率为 94.23%。西医学研究表明，社会心理因素对母乳喂养有重要的影响，产后抑郁、焦虑、情绪不稳等不良精神因素刺激都易导致母

乳分泌不足，以致哺乳的失败。通肝生乳汤中采用柴胡、炒白芍、远志疏肝解郁，熟地、当归、麦冬补益气血，并加用小通草和血中气药之川芎作为引药，而方中之炒粳米，能引药直入胃中，加速化乳，为点睛之笔，使本方共奏大疏肝木而阳明之气血自通，而乳亦通，临床效果满意。［廖云霞．傅青主女科二方加减治疗产后缺乳临床疗效观察．医学信息．2009. 22（12）：2742－2743］

【临证提要】本条乳汁不通，傅氏主要指出病机为"羞愤成郁，土木相结"的实证缺乳。辩证中要注意形、气、色以及乳房的变化，如提到"壮妇"、"两乳胀满作痛"是与虚证缺乳的表现有不同之处，实为临床辩证的要点。治法在舒肝的基础上，重视养血培脾，而通肝生乳汤的组方即是标本兼顾的应用，对现今缺乳者属肝郁气滞证的治法用药仍俱指导意义。

生化汤

【来源】源于清·傅青主《傅青主女科·产后诸症治法·血块 一》。

【组成】当归八钱 川芎三钱 桃仁十四粒，去皮，研 黑姜五分 炙草五分

【用法】用黄酒、童便煎服。

【功用】温养活血。

【主治】妇人新产后因子宫自行缩复而见小腹有块疼痛者。

【方解】当归以养血活血，且通任冲二脉，川芎行气活血，桃仁活血化瘀，黑姜温养活血，诸药合用，使瘀血得除，又不致通利太过。

【医论】此症勿拘古方，妄用苏木、莪、棱，以轻人命。其一应散血方、破血药，俱禁用。虽山楂性缓，亦能害命，不可擅用，惟生化汤系血块圣药也。又益母丸、鹿角灰，就用生化汤送下一钱，外用烘热衣服，暖和块痛处，虽大暑亦要暖和块痛处。有气不运而晕迷厥，切不可妄说恶血抢心，只服生化汤为妙。俗有生地、牛膝行血，三棱、莪术败血，山楂、沙糖消块，蕲艾、椒酒定痛，反致昏晕等症，切不可妄用。二三四日内觉痛减可揉，乃虚痛也，宜加参生化汤。

如七日内，或因寒凉食物，结块痛甚者，加入肉桂八分（一作三分）于生化汤内。如血块未消，不可加参、芪，用之则痛不止。总之，慎勿用峻利药，勿多饮姜椒艾酒，频服生化汤，行气助血，外用热衣以暖腹。如用红花

以行之，苏木、牛膝以攻之，则误。其胎气胀，用乌药、香附以顺之；枳壳、厚朴以舒之，甚有青皮、枳实、苏子以下气定喘；芩、连、栀子、黄柏以退热除烦。至于血结更甚，反用承气汤下之而逾结；汗多小便短涩，反用五苓散通之而逾秘，非徒无益，而又害之也。（《傅青主女科·产后诸症治法·血块 一》）

【临床应用】

1. 产后腹痛 邱某，女，26 岁，2005 年 7 月 3 日初诊。产后 15 天，腹痛，小腹满硬拒按，得温稍减，扪之有块，恶露甚少，四肢不温，面色青白，舌质紫黯，苔白滑，脉象沉涩。该证属寒凝经脉，瘀血内结。治宜散寒祛瘀、调气行滞止痛。以生化汤合失笑散加味主之：当归 15g、川芎 10g、桃仁 10g、乳香 6g、五灵脂 6g、蒲黄 6g、延胡索 12g、香附 10g、台乌 10g、炮姜 3g、炙甘草 6g。每日 1 剂，水煎，分 2 次口服，连服 6 剂。7 月 9 日二诊：腹痛等诸症减退。法已中的，药已见效，仍守原方嘱服 3 剂。半年后随访，已痊愈。[冯廷义. 生化汤在妇科杂病中的应用体会. 甘肃中医学院学报，2007, 24 (3)：32 - 33]

2. 预防和治疗药物流产后出血 采用生化汤加减预防和治疗药物流产后出血。方法：药流者 168 例，随机分为治疗组和对照组各 84 例，绒毛排出后，治疗组予服生化汤。对照予催产素肌内注射，口服益母草冲剂。结果：治疗组阴道流血量≤月经量者比对照组明显减少（$P < 0.05$），阴道出血时间≤14 天者比对照组多（$P < 0.05$）。结论：生化汤加减配合治疗药流后出血疗效显著。[程小萍. 生化汤加减治疗药流出血 84 例. 江西中医药，2009, 40 (3)：49]

3. 产后恶露不绝 患者，女，29 岁，因怀孕 7 个月早产后恶露不绝来诊。患者产后 42 天恶露淋漓不断，色紫暗，有时带小血块，伴腹痛，头晕心悸，乏力。在当地予消炎及缩宫素治疗 1 周无效后入院。查：精神萎靡，面色㿠白，下腹压痛，舌质暗红，边有瘀斑，脉细涩。妇科检查：阴道内有色紫暗之血，宫口开大 2cm，宫体软，如孕 50 天大小，有压痛。B 超示宫腔内小量胎盘残留，子宫复旧不良。证属产后气血虚弱，瘀血内阻。治则：行气化瘀，调和冲任。处方：生化汤加党参 12g，益母草 30g，厚朴 9g，蒲黄 12g，五灵脂 10g。服 2 剂后恶露止，惟感头晕、心悸、乏力，舌淡红，脉虚细。此为产后冲任受损，气血虚弱所致，治宜补气益血，固益冲任。处方：黄芪 20g，党参 20g，当归 10g。服药 3 剂后，诸症皆减，嘱注意饮食调养。随访 4 个月，月经恢复如常。[宋春红，孙淑贞. 生化汤加味治疗产后恶露不绝. 山东中医杂志，2000, 19 (1)：25]

4. 功能性子宫出血 苏某，52 岁，孕 4 产 4，2003 年 8 月 12 日初诊。主诉阴道不规则出血 20 余天不止，量多，头晕、面色苍白、脉虚无力。2 年来月经无定期，经期延长，淋漓不断，量时多时少。出血多用药则止，此次用西医输液口服止血药 20 余天效不佳来诊。B 超未见子宫肌瘤及子宫肥大，化验血红蛋白 80g/L，白细胞、血小板正常，凝血功能正常，无肝病史。药用：当归、桃仁、炒芥穗各 9g，川芎、炮姜各 6g，益母草 30g，炙甘草 3g，党参 15g，黄芪 10g。每日 1 剂，水煎服。5 剂出血止，后继续治疗贫血，加强营养而痊愈。[尹润平. 生化汤加减治疗功能性子宫出血. 山西中医，2005，21（6）：6]

5. 痛经 李某，女，18 岁，学生，未婚，2006 年 2 月 25 日初诊。诉平素经前 3 天或行经期小腹剧烈痛，历时 0.5～3 小时不等，常为阵发性绞痛，疼痛剧烈时面色苍白、出冷汗、手足发凉、恶心、呕吐，甚则昏厥虚脱，经血紫暗，量少夹有血块等。舌紫暗或见紫斑，脉涩。证属气滞血瘀，冲任郁滞。治宜调气活血，化瘀止痛。以生化汤合少府逐瘀汤加减主之：当归 15g、川芎 15g、桃仁 12g、红花 9g、延胡索 10g、牛膝 10g、香附 10g、蒲黄 9g、枳壳 10g、木香 10g、炙甘草 6g。服 6 剂后小腹绞痛好转，又服 6 剂，值月经来潮，遂停服，小腹剧痛症状明显减轻。嘱下次月经前 1 周来诊，又予上方 7 剂，月经如期而来，告未有不适。[冯廷义. 生化汤在妇科杂病中的应用体会. 甘肃中医学院学报，2007，24（3）：32－33]

6. 闭经 姚某，女，22 岁，学生，未婚，2006 年 10 月 15 日初诊。月经 14 岁初潮，时间、量色尚规则。末次月经 2006 年 5 月 12 日。有经期涉水史。现腰酸腹痛、怕冷、便溏、纳可、眠可，舌红苔薄白，脉沉弦。该证属冲任虚寒，瘀血阻滞。治宜温经散寒，活血调经。以生化汤合用温经汤主之：当归 12g、杭芍 10g、桃仁 15g、川芎 8g、吴茱萸 8g、牡丹皮 8g、阿胶 8g、麦冬 15g、党参 15g、炮姜 8g、艾叶 5g、炙甘草 6g。每日 1 剂，水煎，分 2 次口服，连服 18 剂后月经来潮。[冯廷义. 生化汤在妇科杂病中的应用体会. 甘肃中医学院学报，2007，24（3）：32－33]

7. 宫内节育器所致子宫异常出血 桑芬兰运用生化汤加味（生化汤加益母草、炒芥穗、香附、木香、乌药、黄芪、茯苓、败酱草）治疗此病 62 例，服药 1 疗程（5 剂）后，出血停止 52 例，好转 8 例，无明显好转 2 例，总有效率 97%。[桑芬兰. 生化汤加味治疗放环后经血淋漓临床体会. 山西医药杂志，2004，33（9）：815]

张亚娟等用加味生化汤（当归 30g，川芎 10g，莪术 25g，香附 15g，益母草

25g，茜草 15g，桃仁、甘草各 10g 等；兼气虚者伴小腹空坠加党参、黄芪；若瘀久化热者加蒲公英、败酱草；腰痛加续断、菟丝子）治疗宫内节育器所致子宫异常出血，并以止血宝胶囊为对照组，结果提示：治疗组总有效率为 97.78%，对照组总有效率为 84.44%，两组有显著差异（$P < 0.05$）。[张亚娟，张海萍. 生化汤加味治疗宫内节育器所致异常流血 45 例. 中医药学刊，2005，23（5）：958]

8. 产后眼外肌麻痹 患者，女，25 岁，平时身体健康。于 1991 年 9 月足月产 1 女婴，产程顺利。产后第 26 天早，突然感觉头晕不适，视物成双。自饮用黄酒使之出汗，但饮黄酒出汗后病情未减反加重，于产后第 27 天来眼科就诊，诊断为产后右眼外直肌麻痹。嘱服用中药治疗，因产后不到 1 个月，患者暂未服中药，产后 1 个月即到市某医院治疗半月余，症状不减轻。又到郑州某医院针灸治疗 1 个月左右病情仍无好转，也曾到省某医院查治效果亦不好。于11 月 1 日又回我院门诊治疗。患者血压：105/70mmHg。神志清楚，面色淡白，畏寒。体格检查未见异常。眼科检查：视力：右 1.2，左 1.2。眼位：两眼注视灯光，右眼内斜 20° 左右，向颞侧转动受限，向鼻侧转动正常。向颞侧看复象距离加大，向鼻侧看复象距离减小。眼压：5.5/5 = 2.36KPa。眼睑运动正常，无内翻倒睫。泪点位置正常，压迫泪囊无溢脓。结膜、眼前节及眼底检查无异常发现。诊断：产后右眼外直肌麻痹。

根据产后血虚受风之理，采用活血化瘀养血补气除风之品，也就是按除风先活血，血活风自灭之意，以生化汤加减，即当归、川芎、桃仁、炮姜、甘草、赤芍、党参、山药、黄芪、桂枝、阿胶、羌活、防风、全虫、白僵蚕、地龙、陈皮，用水煎服，服 3 剂后眼较舒适，头晕减轻，照上方再继服 3 剂，复视象距离缩小，斜视度小于 20°。恶寒怕风现象消失，前方减阿胶、桂枝、炮姜，加白附子、天麻继服，并外直肌肌腹处用肌苷 100mg、地塞米松 5mg、维生素 B_{12} 125ug 加 2% 利多卡因共 0.5mL 局部封闭，每 4 天 1 次，共 5 次。于 11月 24 日复诊，复视明显减轻，斜视在 10° 左右，外转功能也明显好转，继续局部封闭加上方中药服用，于 12 月初复诊，眼位基本恢复正常，复视现象时有出现，为巩固疗效，改用当归、川芎、白芍、熟地、党参、白术、黄芪、龙眼肉、山药、菟丝子、女贞子、枸杞子、桑椹子、楮实子、全蝎、白僵蚕、地龙、蝉蜕、天麻、防风、炙甘草一料，共为细末，炼蜜为丸；每丸 10g，继续服用治愈。观察 2 年半时间未见复发，全身与眼部情况好，现双眼视力均1.5，眼位正，无复视。

产后眼外直肌麻痹属中医产后血虚受风的缘故，用生化汤加减治疗，既活血养血，又祛瘀生新除风益气，所以能收到良好的效果。瘀血不祛，新血难生，会造成恶露不尽之痹，活血又加益气补血，使气血齐升，风邪并除，为巩固疗效，又在上药的基础上加用补肾、固肾明目培本之类，使标本同治、愈而不发。[陈玉安，陈凤霞. 生化汤加减为主治疗产后眼外肌麻痹1例. 中国中医眼科杂志，1995，5（2）：106]

【临证提要】 本条论及的"血块"，是指在新产后，产妇常可出现因子宫的自行缩复而见小腹有块、疼痛，可用生化汤原方治疗，或配合益母丸。在产后腹痛的辨证中提出了若产后四日内，痛减可揉者，是虚痛，适宜用加参生化汤；七日内，因寒凉食物者，是兼内寒，可入肉桂于生化汤中；半月后，恶露不下，或外加肿毒腹痛者，可采用加玄胡索、三棱、肉桂的加味生化汤治疗。对用生化汤治疗产后腹痛做了较详细的概括，为临床辨证本病用生化汤而奠定了良好的基础。

加参安肺生化汤

【来源】 源于清·傅青主《傅青主女科·产后编下卷·咳嗽 二十六》。

【组成】 川芎一钱 人参一钱 知母一钱 桑白皮一钱 当归二钱 杏仁十粒，去皮尖 甘草四分 桔梗四分 半夏七分 橘红三分 虚人多痰，加竹沥一杯，姜汁半匙。

【用法】 水煎服。

【功用】 益气宣肺化痰。

【主治】 治产后虚弱，旬日内外感风寒，咳嗽声重有痰，或身热头痛及汗多者。

【方解】 加参安肺生化汤，即生化汤去桃仁、黑姜加人参益气扶正，加知母、桑白皮、杏仁、桔梗清热宣肺止咳，加半夏，橘红理气化痰除嗽。

【医论】 咳嗽论中，明示纵有火嗽，在半月前，犹不得轻用凉药，垂戒綦严。而第一与第二方中，均有知母，小注均有"外感风寒"云云。此必于既感之后，将蕴而为燥热，不得已而用之，小注未及申明。如谓不然，苟初感即用此凉品，岂不与前论显为枘凿。读者须会前人微意，庶不致用古方而自少权衡耳。（《傅青主女科·产后编下卷·咳嗽 二十六》）

【临床应用】

产后咳嗽 患者，女，29 岁。2006 年 1 月 22 日初诊。患者产后 1 周，发热咳嗽，经西医用头孢拉定、枸橼酸喷托维林、溴己新口服，连用 3 天而咳愈甚。经拍胸片提示：右下肺支气管炎。又经用头孢曲松钠、地塞米松静脉滴注，连用 5 天而乏效，遂请中医诊治。诊见：咳嗽痰少，喉痒咽干、鼻塞不通，舌红苔薄白少津，脉浮细数微紧。此乃肺经燥热之体，又有风寒束表，肺失宣降所致。法当散寒宣肺，兼清肃和血为治，方选傅氏产后咳嗽方"加味生化汤"：当归 15g，川芎 10g，杏仁 10g（炒、捣），桔梗 15g，知母 10g，生姜 5 片，水煎 2 次分服，每日 1 剂。二诊：上方连服 2 剂，鼻塞通，咽痒减轻，咳嗽有痰，舌红苔白少津，脉浮细稍数。表邪虽见松解，仍宜宣肃肺气为治，上方增损续进：当归 15g，川芎 10g，杏仁 10g（炒、捣），桔梗 15g，知母 12g，冬花 10g，桑皮 10g，甘草 6g，水煎 2 次分服，每日 1 剂。三诊：上方进 3 剂，咳嗽大减而痰畅，脘闷纳差，舌红苔白而有津，脉趋和缓。上方加入运脾之剂，遵傅氏"加参安肺生化汤"之意：当归 15g，川芎 6g，杏仁 10g（炒、捣），橘红 10g，半夏 6g，沙参 10g，知母 6g，冬花 10g，桔梗 12g，甘草 6g，水煎 2 次分服，每日 1 剂。连服 3 剂而愈。[仝宗景.《傅青主女科》产后咳嗽方应用体会. 山西医药杂志，2007，36（5）：380]

【临证提要】 傅氏在产后咳嗽方中，用了知母，注解云"此必于既感之后，将蕴而为燥热，不得已而用之"，知母寒滑碍脾，的确非产后常规用药，而傅氏清肺热却于方中独选知母，乍看好似不妥，而用于临床，效果却能出奇制胜，此正是傅氏独具匠心之处。盖产后阴血耗伤，用清热药必须照顾到清热而滋阴，此时知母最为适宜。而临床习用的黄芩，虽清肺热而有偏燥之弊，天花粉、二冬等润燥养阴有余而清热逊色，且二冬尚有恋邪之弊。此外，肺为娇脏，最喜清肃，于宣肺解表、温和养血方中，加入一味知母，即可清肃肺气，又可佐制温燥宣散副作用，可谓一举两得。傅氏选方用药之精妙，只有细细品味，方可悟其真谛，而后验之于临床，只要配伍得当，知母之确切佳效远非他药可比。

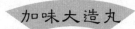

加味大造丸

【来源】 源于清·傅青主《傅青主女科·产后篇下卷·骨蒸 三十一》。

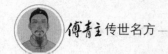

【组成】人参一两　当归一两　麦冬八分　石斛八分,酒蒸　柴胡六钱　生地二两　胡连五钱　山药一两　枸杞一两　黄柏七分,炒　一本麦冬、石斛仅作八钱,柴胡五钱,黄柏四分,酒炒。

【用法】先将麦冬、地黄捣烂,后入诸药同捣为丸,加蒸紫河车另捣,焙干为末,炼蜜丸。

【功用】滋阴填精,清热除蒸。

【主治】治骨蒸劳热。若服清骨散、梅连丸不效服此方。

【方解】是方用紫河车血肉有情之品以补肾填精,人参补气以生精,当归补血以化精,生地、石斛、枸杞滋阴填精,山药以补肾健脾,柴胡、黄柏以清热。全方以补为主,清热为辅。阴盛则虚热自消。

【临证提要】傅青主用本方治疗骨蒸劳热服清骨散、梅连丸不效者。现代还用于治疗产后足跟痛、不育、斑秃、闭经泌乳综合征等。表现为骨蒸潮热、腰膝酸软、头晕耳鸣、盗汗虚烦、大便燥结、舌质偏红、脉细无力或细数等。

养心汤

【来源】源于清·傅青主《傅青主女科·产后篇下卷·怔忡惊悸 三十》。

【组成】炙黄芪一钱　茯神八分　川芎八分　当归二钱　麦冬一钱八分　远志八分　柏子仁一钱　人参一钱半　炙草四分　五味子十粒　姜一本有龙眼肉六枚。

【用法】水煎服。

【功用】补气养血,宁心安神。

【主治】治产后心血不定,心神不安。

【方解】其中人参、黄芪、五味子补养、收敛心气,茯神、远志、麦冬、柏子仁补心安神;当归、川芎补养心血;甘草补脾;从而养血以宁心神,健脾以资化源,神气安宁。

【临床应用】

1. 油风(斑秃)　王某,女,25岁,学生,1986年7月28日初诊。头右侧脱发3cm×4cm大小,已有2个月余,初起较小,后逐渐增大,西医诊断为斑秃。自觉头皮痒,近期记忆力减退,头晕失眠,神疲乏力,心烦意乱,苔薄白，舌质淡红，脉细弦。证系心血不足，治以养心血、安心神，方选养心汤：生黄芪、党参、茯苓、茯神、当归、酸枣仁、姜半夏各10g，川芎、远志各6g，五味子、肉桂各3g，生姜3片，大枣7枚。服药2个月后，头发长全，余症消失。[方炳福．养心汤临床运用举隅．安徽中医学院学报，1988，7（3）：24]

[原按]　中医学认为"发为血之余"，血枯则发坠，临床一般大补气血为治。本例我针对发落之根乃源于血虚，故选用养心汤。养心实为养血，气血充盛，则根深叶茂。药后不仅毛发生长如常，其他兼症亦愈，此乃治病求本之效。

2. 肌肉萎缩　沈某，女，32岁，工人，1986年4月24日初诊，乏力，全身肌肉萎缩，以胸、臀部肌肉明显，时常肌肉跳动，已半年。神经科检查：颅神经正常，四肢肌力正常，两下肢无明显粗细改变，病理反射未引出，眼底检查、肌电图检查正常，诊断为肌肉萎缩原因待查。患者要求中医诊治。神疲乏力，筋肉瞤动，并有虫行蚁走感，胸臀肌萎，平素饮食不振，夜不安寐，舌质红，苔薄黄，脉细数。证系痿证，气阴两虚，治以养阴益气血，方用麦斛养心汤加减：麦门冬、石斛、生黄芪、太子参、当归身、酸枣仁、远志、茯苓、茯神各10g，川芎、姜半夏、炙甘草各6g，生姜3片，大枣7枚。7剂药后肌肉跳惕次数有减，蚁走感消失，食欲增加。继以原方稍加减，服用半年，胸臀肌肉逐渐丰满，后用六君子丸、六味地黄丸调理而愈。[方炳福．养心汤临床运用举隅．安徽中医学院学报，1988，7（3）：25]

[原按]　本例属痿症范畴，古人认为此证与脾主肌肉四肢、肝肾主筋骨有关，还认为与"肺热叶焦"有关，强调肺、脾、肝肾四脏的调整。我先从心论治，养心益气生血，使血脉贯通，濡养肌肤，从而达到肢健肉丰，再调治他脏巩固。可见治痿也有多途。

3. 盗汗　江某，女，40岁，工人，1986年5月来诊。自诉夜寐汗出已久，伴肢体无力，头晕心悸，面色萎黄，形体消瘦，舌质淡，苔薄白，脉细小数。此为气血不足，营卫失和，心液外流，治以养心为主，方选养心汤：太子参、生黄芪、炙黄芪、当归、枣仁、远志、茯苓、茯神、柏子仁各10g，川芎、炙甘草各6g，肉桂3g，生姜3片，大枣7枚。7剂汗出大减，二诊再投原方7剂而愈。[方炳福．养心汤临床运用举隅．安徽中医学院学报，1988，7（3）：25]

[原按]《素问》曰"五藏化液，心为汗"，"汗，精气也"。选用养心汤，

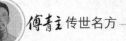

但心有所主，脏气调和，气血流通，营行内，卫固外，盗汗自愈。

4. 虚劳（再生障碍性贫血）　　王某，女，50 岁，退休工人，1985 年 12 月 30 日初诊，患者去年因乳腺癌腋下淋巴结转移而行手术，术后情况良好。今年 10 月突然寒战高热，咽痛，月经量多，而急诊住院。血象：血红蛋白 48g/L，红细胞 2.1×10^{12}/L，白细胞 0.75×10^9/L，血小板 60×10^9/L，网织红细胞计数 0.05%；骨髓象：粒、红、巨核系统均有减少。诊断为再生障碍性贫血，经西医治疗 2 个月，血常规检查为：血红蛋白 28g/L，红细胞 1.54×10^{12}/L，白细胞 1.75×10^9/L，血小板 70×10^9/L。患者要求中医治疗。诊见面色枯萎，全身轻浮，謇言，不耐坐立，不欲食，神疲肢倦，舌质红，薄白苔，脉来细小，证系气血两亏，治以益气养血，方选养心汤加减：野山参 6g（另煎）。生地、热地、当归、茯苓、酸枣仁各 10g，生黄芪、炙黄芪各 5g，川芎、炙甘草、姜半夏各 6g，黑大豆、冬瓜皮各 30g，生姜 3 片，大枣 7 枚。另用党参 15g，黄芪 9g，大枣 7 枚煎水代茶饮。上方加减服药 6 个月，血常规检查示：血红蛋白 105g/L，红细胞 3.5×10^{12}/L，白细胞 5.6×10^9/L，血小板 90×10^9/L。诸症也轻，后用十全大补丸巩固疗效。[方炳福. 养心汤临床运用举隅. 安徽中医学院学报，1988，7（3）：25]

　　［原按］　　本例系中医虚劳范畴，《理虚元鉴》提出治肺、治脾、治肾乃治虚之道。笔者认为，治虚从养心血着手也常奏效。当然，适时配合健脾胃、补肝肾，则取效更速。

5. 病毒性心肌炎　　张某，女，16 岁，学生。2003 年 2 月 17 日初诊，反复心悸，胸闷半年，加重 10 天。患者半年来反复发热，头晕头痛，口干咽痛，继而心悸，胸闷，腹胀纳差，全身酸楚，记忆力减退，10 天前受凉后心悸，胸闷症状加重。体检：T 37.4℃，神清，精神不振，少气懒言，呼吸稍促，频频叹息，颈软，两肺呼吸音粗糙，未闻及干湿性啰音，HR 56 次/分，可闻及早搏，2～4 次/分，舌质淡少苔，脉迟而结代。实验室检查：WBC 4.7×10^9/L，LDH－L 282 U/L，ESR 28 mm/h，EKG：56bpm，ST－T 改变，窦性心动过缓，室性早搏。治予养心汤加减，药用：炒枣仁 15g，柏子仁 30g，远志 15g，石菖蒲 15g，大寸冬 15g，生晒参 10g，云茯神 30g，半夏曲 15g，黄芪 12g，炒香附 15g，生地 15g，丹参 15g，川朴 10g，炙甘草 6g。5 剂，每日 1 剂，水煎服。复诊时心悸胸闷缓解，时有叹息，纳增胀消，原方去川朴、半夏曲，加橘红络各 6g，赤芍 10g，5 剂。三诊时心悸等症状消失，仍感时有胸闷。原方继服 5 剂后复查心电图、心肌酶谱均正常，随访半年无复发。[汤

士双. 养心汤治疗病毒性心肌炎的临床观察. 中国中医药现代远程教育, 2009, 7 (7): 6]

【临证提要】傅青主用养心汤治产后心血不定, 心神不安。现代还多用于冠心病、病毒性心肌炎、肌肉萎缩、再生障碍性贫血、盗汗、斑秃等疾病。临证可根据不同兼证加减变化。

趁痛散

【来源】源于清·傅青主《傅青主女科·产后篇下卷·遍身疼痛 三十六》。

【组成】当归一钱 甘草 黄芪 白术 独活各八分 肉桂八分 桑寄生一钱 牛膝八分 薤白五根 姜三片, 水煎服。一本无桑寄生。

【用法】水煎服。

【功用】养血舒筋, 温经活络。

【主治】腰背不能转侧, 手足不能动履, 或身热头痛, 若误作伤寒, 发表出汗, 则筋脉动荡, 手足发冷, 变症出焉。

【方解】方中当归养血活血, 黄芪、白术补气活血, 独活祛风通络, 桑寄生、牛膝补肾强筋通络, 薤白、肉桂、生姜温阳通络。共奏养血舒筋, 温经活络之效。

【医论】产后百节开张, 血脉流散, 气弱则经络间血多阻滞, 累日不散, 则筋牵脉引, 骨节不利, 故腰背不能转侧, 手足不能动履, 或身热头痛, 若误作伤寒, 发表出汗, 则筋脉动荡, 手足发冷, 变症出焉, 宜服趁痛散。(《傅青主女科·产后篇下卷·遍身疼痛 三十六》)

【临床应用】

1. 肿瘤术后遍身疼痛 沈某, 女, 48 岁, 干部。1997 年 8 月 12 日初诊。直肠术后 3 年, 遍身疼痛年余, 行之缓, 温则减, 遇劳或阴雨刮风天时尤显, 迭经中西药治疗反复不已。舌质略胖淡边有齿痕, 脉缓细。良由术后血脉受损, 血虚气弱, 血脉滞阻。拟方温阳益气, 养血和营, 行血止痛为治, 傅氏法。处方: 当归 3g, 甘草 2.5g, 生黄芪 2.5g, 炒白术 2.5g, 独活 2.5g, 肉桂 2.5g, 怀牛膝 2.5g, 桑寄生 3g, 薤白 2g, 仙鹤草 10g, 生姜 3 片。10 剂。1997 年 8 月 24 日复诊: 药后疼痛递减, 汗出止。原方去仙鹤草, 调理几个

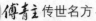
月，疼痛瘥，精神振。［黄万钧，陶莘．趁痛散治疗肿瘤术后遍身疼痛．江苏中医，1998，19（9）：27］

［**原按**］　血属阴，赖阳气以运行，血和则经脉流行，营复阴阳，筋骨劲强，关节清利。术后，血脉受损，血气运行不及，滞阻经络，致筋脉失养，关节不利，遍身疼痛。方中以当归养血和营；黄芪、白术、甘草甘温益气资生血之源，鼓行血之能。盖肝藏血、主筋，肾藏精、主骨，以独活、寄生、牛膝益肝补肾，强筋疏络利关节；妙用肉桂、薤白取其温通滑利之性，协归芪温阳益气，滑利行血以止痛。综观全方，药虽九味，量不及两，但组方精确，用药轻灵。血旺气得所养，气生血得所依，血气充盈，循经有序，疼痛自除，不失为治本之法。

2. 产后身痛　肖某，女，25 岁，农民。于 1999 年 12 月就诊。1 个月前生产，因产程过长，失血过多，且屈肢露体，风从外受，以致经络受阻，产后下肢麻木，全身骨节疼痛。弥月下床，两下肢拘急，屈伸不利，步履困难，恶露不净。苔薄白，脉细沉。辨属血虚络阻。治宜养血舒筋和络，佐以生新。方用趁痛散加木香。药用当归 10g，甘草 6g，黄芪 30g，白术 10g，独活 10g，肉桂 6g，桑寄生 10g，牛膝 10g，生姜片 3 片，薤白 5 根，木瓜 12g，3 剂。水煎服，症状减轻，继服 5 剂。遍身疼痛已除，下肢活动自如。［陆雅芳．妇科杂症三则治验．实用中医内科杂志，2002，16（4）：234］

3. 经行身痛　为观察传统名方趁痛散加减治疗经行身痛的临床疗效，选该病患者 99 例，随机分为治疗组和对照组。治疗组 66 例予口服趁痛散加减；对照组 33 例口服布洛芬胶囊。结果：治疗组治愈 45 例，好转 19 例，无效 2 例，总有效率 96.97%（95% CI = 89.23% ~99.62%）；对照组治愈 9 例，好转 14 例，无效 10 例，总有效率 69.70%（95% CI = 51.25 ~84.40）；两组综合疗效比较（u =3.2561，P =0.0014），有明显差异。结论：趁痛散加减治疗经行身痛疗效优于布洛芬，其收益为 OR = 0.07（95% CI = 0.01 ~0.35），NNT =4（95% CI =2.4 ~7.3）。［姜桃花．趁痛散加减治疗经行身痛 66 例．山西中医，2009，25（2）：17］

4. 痹症　张某，男，25 岁，10 年前开始四肢大小关节疼痛，以下肢为重，疼痛发作时不能行走，于 2000 年 10 月 21 日来我院门诊中医就诊，化验血沉 45mm/h，抗链 O 阳性，类风湿因子阴性，查舌质淡、苔白腻、脉弦细，中医诊断：气虚血瘀，湿阻经络。处方用趁痛散加味，当归 20g，黄芪 20g，桑寄生 15g，白术 12g，牛膝 15g，甘草 6g，独活 12g，薤白 12g，桂心 6g，水煎 2 遍兑匀，分早晚 2 次服，上加减化裁共服 10 剂，疼痛消失，又服 5 剂，化验检查正常，继服药 5 剂以巩固疗效，随访 2 年未见复发。[逯明霞. 趁痛散治疗痹症 100 例. 医学理论与实践，2004，17（5）：551]

【临证提要】傅青主应用趁痛散治疗产后身痛，现代可用于治疗其他疾病表现有身痛不适之症，如经行身痛、肿瘤术后遍身疼痛、痹症等。治疗经行身痛时应注意调经，肿瘤术后患者一般正气不足，应同时扶正，治疗痹症时应注意温经通络。总之凡气血不足，经络不通之痛证皆可用本方治疗，临证时可随症加减。

下篇
被忽略的名方

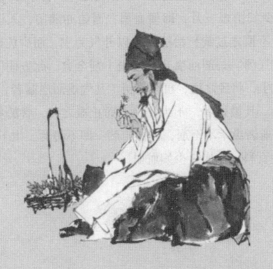

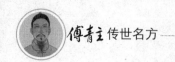

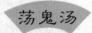

【来源】 源于清·傅青主《傅青主女科·血崩·少妇血崩》。

【组成】 人参一两　白术五钱, 土炒　大熟地五钱, 九蒸　当归三钱, 酒洗　白茯苓二钱　甘草一钱　杜仲三钱, 炒黑　山萸肉二钱, 蒸　远志一钱, 去心　五味子十粒, 炒

【用法】 水煎服。

【功用】 益气补血。

【主治】 少妇血崩。

【方解】 本方由八珍汤加减化裁而成,因病属气虚不能摄血,故八珍汤去川芎、白芍、防其伐气,加杜仲、山萸肉以补肝肾而养冲任,远志、五味子以交通心肾。因病由房事而起,同房则心气动而肾精泄,故益远志宁心安神,五味子滋肾养精,且二药同用,可使心肾相交、水火既济。诸药合用共奏益气、补血、填精,以固冲任之效。故傅氏云: "此方固气而兼补血。已去之血,可以速生,将脱之血,可以尽摄。凡气虚而崩漏者,此方最可通治,非仅治小产之崩。其最妙者,不去止血,而止血之味,含于补气之中也。"

【医论】 有少妇甫娠三月,即便血崩,而胎亦随堕,人以为挫闪受伤而致,谁知是行房不慎之过哉! 治法自当以补气为主,而少佐以补血乏品,斯为得之。方用固气汤。一剂而血止,连服十剂全愈。此方固气而兼补血。已去之血,可以速生,将脱之血,可以尽摄。凡气虚而崩漏者,此方最可通治,非仅治小产之崩。其最妙者,不去止血,而止血之味,含於补气之中也。妊娠宜避房事,不避者纵幸不至崩,往往堕胎,即不堕胎,生子亦难养,慎之! 戒之! (《傅青主女科·血崩·少妇血崩》)

【来源】 源于清·傅青主《傅青主女科·鬼胎·妇人鬼胎》。

【组成】人参一两　当归一两　大黄一两　雷丸三钱　川牛膝三钱　红花三钱　丹皮三钱　枳壳一钱　厚朴一钱　小桃仁三十粒

【用法】水煎服。

【功用】补中逐邪。

【主治】妇人鬼胎。

【方解】此方用雷丸祛秽，又得大黄之扫除，佐以厚朴、红花、桃仁等三味，都是善行善攻之品，使腹中邪气得以驱除。又用参、归以补气血，则邪去而正不伤。若单用雷丸、大黄以迅下，必有气脱血崩之患。

【医论】妇人有腹似怀妊，终年不产，甚至二三年不生者，此鬼胎也。其人必面色黄瘦，肌肤消削，腹大如斗。厥所由来，必素与鬼交，或入神庙而兴云雨之思，或游山林而起交感之念，皆能召祟成胎。幸其人不至淫荡，见祟而有惊惶，遇合而生愧恶，则鬼祟不能久恋，一交媾即远去。然淫妖之气已结于腹，遂成鬼胎。其先尚未觉，迨后渐渐腹大，经水不行，内外相色，一如怀胎之状，有似血臌之形，其实是鬼胎而非臌也。治法必须以逐秽为主。然人至怀胎数年不产，即非鬼胎，亦必气血衰微。况此非真妊，则邪气必旺，正不敌邪，其虚弱之状，必有可掬。乌可纯用迅利以祛荡乎！必于补中逐之为的也。方用荡鬼汤。一剂腹必大鸣，可泻恶物半桶。再服一剂，又泻恶物而愈矣。断不可复用三剂也。盖虽补中用逐，未免迅利，多用恐伤损元气。此方用雷丸以祛秽，又得大黄之扫除，用佐以厚朴、红花、桃仁等味，皆善行善攻之品，何邪之尚能留腹中而不尽逐下也哉！尤妙在用参、归以补气血，则邪去而正不伤。若单用雷丸、大黄以迅下，必有气脱血崩之患矣。倘或知是鬼胎，如室女寡妇辈，邪气虽盛而真气未漓，可用岐天师亲传霹雳散：红花半斤、大黄五两、雷丸三两，水煎服，亦能下鬼胎。然未免太于迅利，过伤气血，不若荡鬼汤之有益无损为愈也。在人临症时斟酌而善用之耳。（《傅青主女科·鬼胎·妇人鬼胎》）

荡邪散

【来源】源于清·傅青主《傅青主女科·鬼胎·室女鬼胎 十四》。

【组成】雷丸六钱　桃仁六十粒　当归一两　丹皮一两　甘草四钱

【用法】水煎服。

【功用】活血化瘀，攻逐祛邪。

【主治】室女鬼胎。月经忽断，腹大如妊，面色乍赤乍白，六脉乍大乍小。人以为血结经闭，或精神恍惚而梦里求亲，或眼目昏花而对面相狎，或假托亲属而暗处贪欢。

【方解】本方重用雷丸荡逐邪气，消积除滞，桃仁善泄血滞，破血祛瘀，丹皮辛行苦泄，活血祛瘀以助桃仁之功，当归活血补血，攻下恶血而无血虚之弊，甘草和中益气，补虚解毒，以解雷丸之毒，顾护脾胃之气。诸药合用，共奏活血化瘀，攻逐祛邪之功，则恶血得下，腹胀得消，经水自当以时而下。

【医论】女子一身之精血，仅足以供腹中之邪，则邪日旺而正日衰，势必至经闭而血枯。后欲导其经，而邪据其腹，则经亦难通。欲生其血而邪食其精，则血实难长。医以为胎，而实非真胎。又以为瘕，而亦非瘕病。往往因循等待，不重可悲哉！治法似宜补正以祛邪，然邪不先祛，补正亦无益也。必须先祛邪而后补正，斯为得之。方用荡邪散。（《傅青主女科·鬼胎·室女鬼胎 十四》）

调正汤

【来源】源于清·傅青主《傅青主女科·鬼胎·室女鬼胎 十四》。

【组成】白术五钱　苍术五钱　茯苓三钱　陈皮一钱　贝母一钱　薏米五钱

【用法】水煎服。

【功用】益气健脾，温阳扶正。

【主治】室女鬼胎，以荡邪散攻下恶血后，服此方调正。

【方解】是方重用白术益气健脾，苍术健脾温阳，二术相配脾气得充，气实而血自生，脾阳得温，阳旺则阴气难犯。茯苓健脾渗湿，能宣脾气之困，陈皮辛行温通，善理气健脾，贝母开郁下气，散结消痈，薏米淡渗甘补，健脾护胃。诸药合用，具有益气健脾，温阳扶正之功，故正气得充，鬼气必不再侵。

【医论】今既坠其鬼胎矣，自当大补其血，乃不补血而反补胃气，何故？盖鬼胎中人，其正气大虚可知，气虚则血必不能骤生，欲补血先补气，是补气而血自然生也。用二术以补胃阳，阳气旺则阴气难犯，尤善后之妙法也。倘重用补阴之品，则以阴招阴，吾恐鬼胎虽下，而鬼气未必不再侵，故必以补阳为上策，而血自随气而生也。（《傅青主女科·鬼胎·室女鬼胎十四》）

加味四物汤

【来源】源于清·傅青主《傅青主女科·调经·经水忽来忽止时疼时止二十》。

【组成】大熟地一两，九蒸　白芍五钱，酒炒　当归五钱，酒洗　川芎三钱，酒洗　白术五钱，土炒　粉丹皮三钱　玄胡索一钱，酒炒　甘草一钱　柴胡一钱

【用法】水煎服。

【功用】养血活血，调经止痛。

【主治】妇人有经水忽来忽断，时疼时止，寒热往来者。

【方解】方中以四物汤温补肝血，畅通血行，旨在养血灭风；柴胡疏畅肝胆气机，祛风寒出少阳；丹皮宣泄里热，兼能行滞活血；配延胡之辛温利腰脐，理气活血止痛；白术、甘草温补中气，作培土升木之功。诸药同用，有补血调血止痛、祛风寒除寒热之效。

【医论】妇人有经水忽来忽断，时疼时止，寒热往来者，人以为血之凝也，谁知是肝气不舒乎！夫肝属木而藏血，最恶风寒。妇人当行经之际，腠理大开，适逢风之吹寒之袭，则肝气为之闭塞，而经水之道路亦随之而俱闭，由是腠理经络，各皆不宣，而寒热之作，由是而起。其气行于阳分则生热，其气行于阴分则生寒，然此犹感之轻者也。倘外感之风寒更甚，则内应之热气益深，往往有热入血室，而变为如狂之症。若但往来寒热，是风寒未甚而热未深耳。治法宜补肝中之血，通其郁而散其风，则病随手而效，所谓治风先治血，血和风自灭，此其一也。方用加味四物汤。此方用四物以滋脾胃之阴血；用柴胡、白芍、丹皮以宣肝经之风郁；用甘草、白术、玄胡索以利腰脐而和腹疼，入于表里之间，通乎经络之内，用之得宜，自奏功如响也。（《傅青主女科·调经·经水忽来忽止时疼时止 二十》）

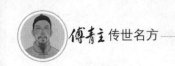

<h1 style="text-align:center">并提汤</h1>

【来源】 源于清·傅青主《傅青主女科·种子·胸满不思食不孕 三十》。

【组成】 大熟地—两，九蒸　巴戟—两，盐水浸　白术—两，土炒　人参五钱　黄芪五钱，生用　山萸肉三钱，蒸　枸杞二钱　柴胡五分

【用法】 水煎服。

【功用】 补肾健脾益气。

【主治】 妇人有饮食少思，胸膈满闷，终日倦怠思睡。一经房事，呻吟不已者。

【方解】 方中以山萸肉、巴戟天温肾补气，配熟地、枸杞益肾填精；以人参、黄芪大补元气升阳，配白术健运中土，土能旺而精自生，以后天养先天。稍佐柴胡疏肝理气，不使肝木侮土。

【医论】 妇人有饮食少思，胸膈满闷，终日倦怠思睡。一经房事，呻吟不已者，人以为脾胃之气虚也，谁知是肾气不足乎。夫气宜升腾，不宜消降。升腾于上焦则脾胃易于分运，降陷于下焦则脾胃难于运化。人乏水谷之养，则精神自尔倦怠，脾胃之气可升而不可降也明甚。然则脾胃之气虽充于脾胃之中，实生于两肾之内。无肾中之水气，则胃之气不能腾；无肾中之火气，则脾之气不能化。惟有肾之水火二气，而脾胃之气始能升腾而不降也。然则补脾胃之气，可不急补肾中水火之气乎？治法必以补肾气为主，但补肾而不兼补脾胃之品，则肾之水火二气不能提于至阳之上也。方用并提汤。

此方补气之药多于补精，似乎以补脾胃为主矣。孰知脾胃健而生精自易，是补脾胃之气与血，正所以补肾之精与水也。又益以补精之味，则阴气自足，阳气易升，自尔腾越于上焦矣。阳气不下陷，则无非大地阳春，随遇皆是化生之机，安有不受孕之理与！（《傅青主女科·种子·胸满不思食不孕 三十》）

<h1 style="text-align:center">润燥安胎汤</h1>

【来源】 源于清·傅青主《傅青主女科·妊娠·妊娠口干咽疼 四十二》。

【组成】熟地—两，九蒸　生地三钱，蒸　炒山萸肉五钱，蒸　麦冬五钱，去心
五味—钱，炒　阿胶二钱，蛤粉炒　黄芩二钱，酒炒　益母草二钱

【用法】水煎服。

【功用】补肺滋肾，润燥安胎。

【主治】妊妇至三四个月，自觉口干舌燥，咽喉微痛，无津以润，以至胎
动不安，甚则血流如经水。

【方解】二地滋阴养血；麦门冬、阿胶滋阴润肺；五味子滋肾生津；山茱
萸补肾填精；黄芩清热以安胎；益母草祛瘀生新，防热邪煎熬阴血而成瘀；
全方滋肾润肺，使之水足燥息而胎安。

【医论】夫胎也者，本精与血之相结可成，逐月养胎，古人每分经络，其
实均不离肾水之养，故肾水足而胎安，肾水亏而胎动。虽然，肾水亏又何能
动胎，必肾经之火动，而胎始不安耳。然而火之有余，仍是水之不足，所以
火炎而胎必动，补水则胎自安，亦所济之义也。惟是肾水不能遽生，必须滋
补肺金，金润则能生水，而水有逢源之乐矣。水既有本，则源泉混混；而火
又何难制乎？再少加以清热之品，则胎自无不安矣。（《傅青主女科·妊娠·
妊娠口干咽疼 四十二》）

扶气止啼汤

【来源】源于清·傅青主《傅青主女科·妊娠·妊娠子鸣 四十七》。

【组成】人参—两　黄芪—两，生用　麦冬—两，去心　当归五钱，酒洗　橘红五分
甘草—钱　花粉—钱

【用法】水煎服。

【功用】补气滋阴，养血安胎。

【主治】妊妇怀胎至七八个月，忽然儿啼腹中，腰间隐隐作痛。

【方解】方中人参、黄芪各一两，甘草一钱以大补气，当归、麦冬、天花
粉补血润燥，胞胎之气旺则子鸣可止。

【医论】"妊娠子鸣"，傅青主认为气虚之故也。明清医家万密斋、程钟
龄等对"子鸣"成因提出了探讨。认为这是因为儿在腹中脱出了口含疙瘩而
啼哭。这种说法王清任早已提出异议，《内经》上说：冲为血海，任主胞胎，

胎儿生长发育在胞中，始终是由脐带通过任脉吸收母体营养的，根本不从口中进食，哪有口含疙瘩之说。清·乾隆丰版《医宗金鉴》一书之："妇科心法要诀"没有采取万程两家学说，是很有见地的。或问，"子鸣"症成因究竟是什么呢？我认为这是孕妇与婴儿呼吸不能合拍，胎儿在母腹中因呼吸窘迫而发生啼哭。众所周知，胎儿在腹中是紧跟母体进行呼吸的，母呼亦呼，母吸亦吸，未尝有一刻间断。及至七八个月，母气一虚，子失母气后突然发生呼吸急迫之感，即使发生啼哭。此症治法，必须大补母气，使母气与子气合拍，子气得安，儿啼自息。傅青主扶气止啼汤（党参30g，黄芪30g，麦冬30g，当归15g，橘红1.5g，甘草3g，花粉3g）效果很好，据云一服儿啼可止。傅青主指出，方中参芪、麦冬等大补肺气，肺主一身之气，肺气旺则胞胎之气亦旺，自无呼吸窘迫之患。[邵继棠. 老中医余叨成谈"子鸣"症. 黑龙江中医药，1985，(2)：7]

息焚安胎汤

【来源】源于清·傅青主《傅青主女科·妊娠·妊娠腰腹疼渴汗躁狂 四十八》。

【组成】生地一两，酒炒　青蒿五钱　白术五钱，土炒　茯苓三钱　人参三钱　知母二钱　花粉二钱

【用法】水煎服。

【功用】泻火滋水，润燥安胎。

【主治】妇人怀妊有口渴汗出，大饮冷水，而烦躁发狂，腰腹疼痛，以致胎欲堕者。

【方解】方中生地黄养阴；青蒿清热凉血；知母滋阴泄火；天花粉养阴生津；人参、茯苓、白术健脾以生血；全方泄火滋水，使水气旺，火气平，火熄狂止而胎安。

【医论】此乃胃火炎炽，熬煎胞胎之水，以致胞胎之水涸，胎失所养，故动而不安耳。夫胃为水谷之海，多气多血之经，所以养五脏六腑者，盖万物皆生于土，土气厚而物始生，土气薄而物必死。然土气之所以能厚者，全赖火气之来生也；胃之能化水谷者，亦赖火气之能化也。今胃中有火，宜乎生土，何以火盛而反致害乎？不知无火难以生土，而火又多能烁水。虽土中有

火土不死，然亦必有水方不燥；使胃火太旺，必致烁干肾水，土中无水，则自润不足，又何以分润胞胎；土烁之极，火势炎蒸，犯心越神，儿胎受逼，安得不下坠乎！经所谓"二阳之病发心脾"者，正此义也。治法必须泄火滋水，使水气得旺，则火气自平，火平则汗、狂、燥、渴自除矣。(《傅青主女科·妊娠·妊娠腰腹疼渴汗躁狂 四十八》)

消恶安胎汤

【来源】源于清·傅青主《傅青主女科·妊娠·妊娠中恶 四十九》。

【组成】当归一两，酒洗　白芍一两，酒洗　白术五钱，土炒　茯苓五钱　人参三钱　甘草一钱　陈皮五分　花粉三钱　苏叶一钱　沉香一钱，研末

【用法】水煎服。

【功用】益气补血，健脾化痰。

【主治】妇人怀子在身，痰多吐涎，偶遇鬼神祟恶，忽然腹中疼痛，胎向上顶。

【方解】方中当归、白芍以养血安胎，白芍配甘草以缓急止痛，天花粉以滋阴清热，人参补气，白术、茯苓健脾化痰，陈皮、苏叶行气化痰，沉香以降气止逆。

【医论】大凡不正之气，最易伤胎。故有孕之妇，断不宜入庙烧香与僻静阴寒之地，如古洞幽岩，皆不可登。盖邪祟多在神宇潜踪，幽阴岩洞亦其往来游戏之所，触之最易相犯，不可不深戒也。况孕妇又多痰饮，眼目易眩，目一眩如有妄见，此招祟之因痰而起也。人云怪病每起于痰，其信然与。治法似宜以治痰为主，然治痰必至耗气，气虚而痰难消化，胎必动摇。必须补气以生血，补血以活痰，再加以清痰之品，则气血不亏，痰亦易化矣。(《傅青主女科·妊娠·妊娠中恶 四十九》)

引气归血汤

【来源】源于清·傅青主《傅青主女科·小产·大怒小产》。

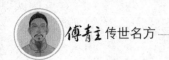

【组成】白芍五钱，酒炒　当归五钱，酒洗　白术三钱，土炒　甘草一钱　黑芥穗三钱　丹皮三钱　姜炭五分　香附五分，酒炒　麦冬三钱，去心　郁金一钱，醋炒

【用法】水煎服。

【功用】平肝降逆，引血归经。

【主治】大怒小产。

【方解】此方中当归、白芍养血柔肝平肝；丹皮清泻肝经血分郁火；香附、郁金疏肝解郁；麦冬入心经养阴润燥；黑芥穗引经归血；姜炭止血；白术健脾统血，甘草配白芍缓急止痛。诸药共奏平肝降逆止血之效。傅氏曰："此方名为引气，其实仍是引血也，引血亦所以引气，气归于肝之中，血亦归于肝之内，气血两归，而腹疼自止矣。"

【医论】妊妇有大怒之后，忽然腹疼吐血，因而堕胎；及堕胎之后，腹疼仍未止者，人以为肝之怒火未退也，谁知是血不归经而然乎！夫肝所以藏血者也。大怒则血不能藏，宜失血而不当堕胎，何为失血而胎亦随堕乎？不知肝性最急，血门不闭，其血直捣于胞胎，胞胎之系，通于心肾之间，肝血来冲，必断绝心肾之路；胎因心肾之路断，胞胎失水火之养，所以堕也。胎既堕矣，而腹疼如故者，盖因心肾未接，欲续无计，彼此痛伤肝气，欲归于心而心不受，欲归于肾而肾不纳，故血犹未静而疼无已也。治法宜引肝之血，仍入于肝，而腹疼自已矣。然徒引肝之血而不平肝之气，则气逆而不易转，即血逆而不易归也。方用引气归血汤。此方名为引气，其实仍是引血也，引血亦所以引气，气归于肝之中，血亦归于肝之内，气血两归，而腹疼自止矣。产后忌用白芍，因其酸寒也。胎堕后用白芍五钱，惟上元生人可。若下元生人，万不可用。必不得已而用之，将白芍炒炭用三钱可也。余药如法制。（《傅青主女科·小产·大怒小产》）

加减四物汤

【来源】源于清·傅青主《傅青主女科·小产·大便干结小产 五十三》。

【组成】熟地五钱，九蒸　白芍三钱，生用　当归一两，酒洗　川芎一钱　山栀子一钱，炒　山萸二钱，蒸，去核　山药三钱，炒　丹皮三钱，炒

【用法】水煎服。

【功用】滋肾益阴，养血清热。

【主治】大便干结小产。

【方解】方中熟地滋肾养阴；当归、白芍养血敛阴；山茱萸滋肝肾之精而养冲任；山药兼补脾肾；丹皮、栀子清热凉血。全方以滋肾补血为主，稍佐清火之味，即"以补中清之"之意。

【医论】妊妇有口渴烦躁，舌上生疮，两唇肿裂，大便干结，数日不得通，以致腹疼小产者，人皆曰大肠之火热也，谁知是血热烁胎乎！夫血所以养胎也，温和则胎受其益，太热则胎受其损。如其热久烁之，则儿在胞胎之中，若有探汤之苦，难以存活，则必外越下奔，以避炎气之逼迫，欲其胎之不坠也，得乎？然则血荫乎胎，则血必虚耗。血者阴也，虚则阳亢，亢则害矣。且血乃阴水所化，血日荫胎，取给刻不容缓。而火炽阴水不能速生以化血，所以阴虚火动。阴中无非火气，血中亦无非火气矣，两火相合，焚逼胎儿，此胎之气所以下坠也。治法宜清胞中之火，补肾中之精，则可已矣。或疑儿已下坠，何故再顾其胞？血不荫胎，何必大补其水？殊不知火动之极，以致胎坠，则胞中纯是一团火气，此火乃虚火也。实火可泄，而虚火宜于补中清之，则虚火易散，而真火可生。倘一味清凉以降火，全不顾胞胎之虚实，势必至寒气逼人，胃中生气萧索矣。胃乃二阳，资养五脏者也。胃阳不生，何以化精微以生阴水乎！有不变为劳瘵者几希矣。方用加减四物汤。服四五剂而愈矣。丹皮性极凉血，产后用之，最防阴凝之害，慎之！此方加条芩二钱，尤妙。（《傅青主女科·小产·大便干结小产 五十三》）

送子丹

【来源】源于清·傅青主《傅青主女科·难产·血虚难产》。

【组成】生黄芪一两　当归一两，酒洗　麦冬一两，去心　熟地五钱，九蒸　川芎三钱

【用法】水煎服。

【功用】补益气血。

【主治】血虚难产。

【方解】方中黄芪补气；当归、川芎养血活血；熟地、麦冬滋阴润胎。诸

药合用，共奏养血益气，濡润胞胎之效。正如傅氏所云："此补血补气之药也。二者相较，补血之味，多于补气之品。盖补气止用黄芪一味，其馀无非补血之品，血旺气得所养，气生血得所依，胞胎润泽，自然易产；譬如舟遇水浅之处，虽大用人力，终难推行，忽逢春水泛滥，舟自跃跃欲行，再得顺风以送之，有不扬帆而迅行者乎！"

【医论】妊娠有腹疼数日，不能生产。人皆曰气虚力弱，不能送子出产门，谁知是血虚胶滞，胞中无血，儿难转身乎！夫胎之成，成于肾脏之精；而胎之养，养于五脏六腑之血，故血旺则子易生，血衰则子难产。所以临产之前，宜用补血之药；补血而血不能遽生，必更兼补气以生之，然不可纯补其气也，恐阳过于旺，则血仍不足，偏胜之害，必有升而无降，亦难产之渐也。防微杜渐，其惟气血兼补乎。使气血并旺，则气能推送，而血足以济之，是汪洋之中自不难转身也，又何有胶滞之患乎！方用送子丹。服二剂而生矣。且无横生倒产之患。此补血补气之药也。二者相较，补血之味，多于补气之品。盖补气止用黄芪一味，其馀无非补血之品，血旺气得所养，气生血得所依，胞胎润泽，自然易产；譬如舟遇水浅之处，虽大用人力，终难推行，忽逢春水泛滥，舟自跃跃欲行，再得顺风以送之，有不扬帆而迅行者乎！（《傅青主女科·难产·血虚难产》）

舒气散

【来源】源于清·傅青主《傅青主女科·难产·气逆难产》。

【组成】人参一两　当归一两，酒洗　川芎五钱　白芍五钱，酒炒　紫苏梗三钱　牛膝二钱　陈皮一钱　柴胡八分　葱白七寸

【用法】水煎服。

【功用】益气养血，疏肝降逆。

【主治】气逆难产。

【方解】方中人参益气，当归、川芎、白芍养血，气血足，则心气亦足，心气既足，而精神自定，神怯定，恐惧安，则气不逆上而转顺；方中更用苏梗、陈皮、柴胡以引气；牛膝以助胎儿下行之力；用葱白辛温以通阳，有助于补气利气。傅氏曰："此方利气而实补气。盖气逆由于气虚，气虚易于恐

惧，补其气而恐惧自定，恐惧定而气逆者将莫知其何以定也，何必开交骨之多事乎哉！"

【医论】妇人有生产数日而胎不下者，服催生之药，皆不见效，人以为交骨之难开也，谁知是气逆不行而然乎！夫交骨不开，固是难产，然儿头到产门而不能下者，方是交骨不开之故，自当用开骨之剂。若儿头尚未到产门，乃气逆不行，儿身难转，非交骨不开之故也。若开其交骨，则儿门大开，儿头未转而向下，必致变症非常，是儿门万万不可轻开也。大凡生产之时，切忌坐草太早。若儿未转头，原难骤生，乃早于坐草，产妇见儿许久不下，未免心怀恐惧，恐则神怯，怯则气下而不能升，气既不升，则上焦闭塞，而气乃逆矣；上气既逆，而上焦必胀满，而气益难行，气阻滞于上下之间，不利气而徒催生，则气愈逆而胎愈闭矣。治法但利其气，儿自转身而下矣。方用舒气散。一剂而逆气转，儿即下矣。此方利气而实补气。盖气逆由于气虚，气虚易于恐惧，补其气而恐惧自定，恐惧定而气逆者将莫知其何以定也，何必开交骨之多事乎哉！凡临产二日前，必先腹痛一小次，名曰试痛。此时万勿坐草临盆，但将包儿诸物预备现成，不可早叫稳婆来。过三日后，腹若大痛，方叫稳婆来。不可令产妇见面，暂让别室静待，不可高言。盖稳婆名曰收生，使其两手接收，不欲儿堕地受伤，非稳婆别有妙法也。若稳婆来之，即令产妇见面，彼此胡言乱语，用力太早，必致难产，百变丛生。戒之，慎之。(《傅青主女科·难产·气逆难产》)

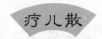

疗儿散

【来源】源于清·傅青主《傅青主女科·难产·子死腹中难产》。

【组成】人参一两　当归二两，酒洗　川牛膝五钱　乳香二钱，去油　鬼臼三钱，研，水飞

【用法】水煎服。

【功用】益气养血，化瘀下胎益母。

【主治】子死腹中难产。

【方解】方中人参益气；重用当归以大补其血；乳香活血化瘀；鬼臼、川牛膝引死胎下行；诸药共奏益气养血，化瘀下胎益母之效。傅氏曰："所以难

产之疾，断断不可用催生之药，只宜补气补血，以壮其母，而全活婴儿之命，正无穷也。此方救儿死之母，仍大补气血，所以救其本也，谁知救本即所以催生哉！"

【医论】妇人有生产六七日，胞衣已破，而子不见下，人以为难产之故也，谁知是子已死于腹中乎！夫儿死于儿门之边易辨，而死于腹中难识。盖儿已到产门之边，未死者头必能伸能缩，已死者必然不动，即以手推之，亦必不动如故。若系未死，用手少拔其儿之发，儿必退入，故曰易辨。若儿死在腹中，何从而知之？然实有可辨而知之者。凡子死腹中，而母可救者，产母之面，必无煤黑之气，是子死而母无死气也；子死腹中而母难救，产母之面，必有烟熏之气，是子死而母亦无生机也。以此辨死生，断断不爽也。既知儿死腹中，不能用药以降之，危道也；若用霸道以泄之，亦危道也。盖生产至六七日，其母之气必甚困乏，乌能胜霸道之治，如用霸道以强逐其死子，恐死子下而母亦立亡矣。必须仍补其母，使母之气血旺，而死子自下也。方用疗儿散。服一剂死子下而母生矣。凡儿之降生，必先转其头；原因其母气血之虚，以致儿不能转头以向下，世人用催生之药，以耗儿之气血，则儿之气不能通达，反致闭闷而死于腹中，此实庸医杀之也。所以难产之疾，断断不可用催生之药，只宜补气补血，以壮其母，而全活婴儿之命，正无穷也。此方救儿死之母，仍大补气血，所以救其本也，谁知救本即所以催生哉！下死胎不用厚朴，妙。曾有产妇面黑舌青，用补气、养血、活血之药而子母复得皆全者；亦万中之一。幸也。（《傅青主女科·难产·子死腹中难产》）

送胞汤

【来源】源于清·傅青主《傅青主女科·正产·正产包衣不下》。

【组成】当归二两，酒洗　川芎五钱　益母草一两　乳香一两，不去油　没药一两，不去油　芥穗三钱，炒黑　麝香五钱，研，另冲

【用法】水煎服。

【功用】补益气血，活血化瘀，润胞下行。

【主治】正产包衣不下。

【方解】方中重用当归养血；川芎补血活血；益母草、乳香、没药逐瘀而

下包衣止疼；黑芥穗引血归经；麝香开窍醒神。诸药合用生新血逐瘀血，使瘀浊下降，包衣得润而自然而下。正如傅氏所云："此方以芎、归补其气血，以荆芥引血归经，用益母、乳香等药，逐瘀而下胞衣，新血既生，则旧血难存，气旺上升，而瘀浊自降，尚有留滞之苦哉！"

【医论】产妇有儿已下地，而胞衣留滞于腹中，二三日不下，心烦意躁，时欲昏晕，人以为胞衣之蒂未断也，谁知是血少干枯，粘连于腹中乎！世人见胞衣不下，未免心怀疑惧，恐其冲之于心，而有死亡之兆。然而胞衣究何能上冲于心也。但胞衣不下，瘀血未免难行，恐有血晕之虞耳。治法仍宜大补其气血，使生血以送胞衣，则胞衣自然润滑，润滑则易下，生气以助生血，则血生自然迅速，尤易催堕也。方用送胞汤。此方以芎、归补其气血，以荆芥引血归经，用益母、乳香等药，逐瘀而下胞衣，新血既生，则旧血难存，气旺上升，而瘀浊自降，尚有留滞之苦哉！夫胞衣是包儿之一物，非依于子，即依于母，子生而不随子俱下，以子之不可依也，故留滞于腹，若有回顾其母之心，母胞虽已生子，而其蒂间之气，原未遽绝，所以留连欲脱而未脱，往往有存腹六七日不下，而竟不腐烂者，正以其尚有生气也。可见胞衣留腹，不能杀人，补之而自降耳。或谓胞衣既有生气，补气补血，则胞衣亦宜坚牢，何以补之而反降也？不知子未下，补则益于子；子已下，补则益于母。益子而胞衣之气连，益母而胞衣之气脱。此胞胎之气关，通则两合，闭则两开矣。故大补气血而胞衣反降也。（《傅青主女科·正产·正产包衣不下》）

补气解晕汤

【来源】源于清·傅青主《傅青主女科·正产·正产气虚血晕》。

【组成】人参—两　生黄芪—两　当归—两，不酒洗　黑芥穗三钱　姜炭—钱

【用法】水煎服。

【功用】益气固脱，引血归经。

【主治】正产气虚血晕。

【方解】此乃解晕之圣药，用参、芪以补气，使气壮而生血也；用当归以补血，使血旺而养气也。气血两旺，而心自定矣。用荆芥炭引血归经，用姜炭以行瘀引阳，瘀血去而正血归，不必解晕而晕自解矣。一方之中，药止五

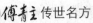

味，而其奏功之奇而大如此，其神矣乎。

【医论】妇人甫产儿后，忽然眼目昏花，呕恶欲吐，中心无主，或神魂外越，恍若天上行云，人以为恶血冲心之患也，谁知是气虚欲脱而然乎！盖新产之妇，血必尽倾，血室空虚，止存几微之气；倘其人阳气素虚，不能生血，心中之血，前已荫胎，胎堕而心中之血亦随胎而俱堕，心无血养，所赖者几微之气以固之耳。今气又虚而欲脱，而君心无护，所剩残血欲奔回救主，而血非正血，不能归经，内庭变乱而成血晕之症矣。治法必须大补气血，断不可单治血晕也；或疑血晕是热血上冲，而更补其血，不愈助其上冲之势乎？不知新血不生，旧血不散，补血以生新血，正活血以逐旧血也。然血有形之物，难以速生，气乃无形之物，易于迅发，补气以生血，尤易于补血以生血耳。方用补气解晕汤。一剂而晕止，二剂而心定，三剂而血生，四剂而血旺，再不晕矣。此乃解晕之圣药，用参、芪以补气，使气壮而生血也；用当归以补血，使血旺而养气也。气血两旺，而心自定矣。用荆芥炭引血归经，用姜炭以行瘀引阳，痰血去而正血归，不必解晕而晕自解矣。一方之中，药止五味，而其奏功之奇而大如此，其神矣乎。（《傅青主女科·正产·正产气虚血晕》）

安心汤

【来源】源于清·傅青主《傅青主女科·正产·正产败血攻心晕狂》。

【组成】当归二两　川芎一两　生地五钱，炒　丹皮五钱，炒　生蒲黄二钱　干荷叶一片，引

【用法】水煎服。

【功用】补心养血逐瘀。

【主治】正产败血攻心晕狂。

【方解】方中重用当归、川芎以养血补心；生地、丹皮能清血中之瘀热，荷叶以通窍升阳，此方用芎、归以养血，何以又用生地、丹皮之凉血，似非产后所宜？不知恶露所以奔心，原因虚热相犯，于补中凉之，而凉不为害，况益之以荷叶，七窍相通，引邪外出，不惟内不害心，且佐蒲黄以分解乎恶露也。但只可暂用以定狂，不可多用以取咎也。谨之，慎之。

【医论】妇人有产后二三日，发热，恶露不行，败血攻心，狂言呼叫，甚欲奔走，拿提不定，人以为邪热在胃之过，谁知是血虚心不得养而然乎！夫产后之血，尽随胞胎而外越，则血室空虚，脏腑皆无血养，只有心中之血，尚存几微，以护心君。而脏腑失其所养，皆欲取给于心；心包为心君之宰相，拦绝名脏腑之气，不许入心，始得心神安静，是护心者全藉心包之力也。使心包亦虚，不能障心，而各脏腑之气遂直入于心，以分取乎心血，心包情急，既不能内顾其君，又不能外御乎众，于是大声疾呼，号鸣勤王，而其迹象反近于狂悖，有无可如何之势，故病状似热而实非热也。治法须大补心中之血，使各脏腑分取以自养，不得再扰乎心君，则心君泰然，而心包亦安矣。方用安心汤。一剂而狂定，恶露亦下矣。此方用芎、归以养血，何以又用生地、丹皮之凉血，似非产后所宜？不知恶露所以奔心，原因虚热相犯，于补中凉之，而凉不为害，况益之以荷叶，七窍相通，引邪外出，不惟内不害心，且佐蒲黄以分解乎恶露也。但只可暂用以定狂，不可多用以取咎也。谨之，慎之。（《傅青主女科·正产·正产败血攻心晕狂》）

补气升肠饮

【来源】源于清·傅青主《傅青主女科·正产·正产肠下》。

【组成】人参—两，去芦　生黄芪—两　当归—两，酒洗　白术五钱，土炒　川芎三钱，酒洗　升麻—分

【用法】水煎服。

【功用】补气升举。

【主治】正产肠下。

【方解】方中人参、黄芪、白术补气；当归、川芎养血活血。即可补血又可防瘀；少佐升麻以升提下陷之气。诸药共奏补气升提之功。傅氏曰："此方纯于补气，全不去升肠，即如用升麻一分，亦不过引气而升耳。盖升麻之为用，少则气升，多则血升也，不可不知。"

【医论】产妇肠下，亦危症也，人以为儿门不关之故，谁知是气虚下陷而不能收乎！夫气虚下陷，自宜用升提之药，以提其气。然新产之妇，恐有瘀血在腹，一旦提气，并瘀血升腾于上，则冲心之患，又恐变出非常，是气又

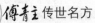

不可竟提也。气既不可竟提，而气又下陷，将用何法以治之哉？盖气之下陷者，因气之虚也，但补其气，则气旺而肠自升举矣。惟是补气之药少，则气力薄而难以上升，必须以多为贵，则阳旺力强，断不能降而不升矣。方用补气升肠饮。一剂而肠升矣。此方纯于补气，全不去升肠，即如用升麻一分，亦不过引气而升耳。盖升麻之为用，少则气升，多则血升也，不可不知。又方用蓖麻仁四十九粒捣涂顶心以提之，肠升即刻洗去，时久则恐吐血，此亦升肠之一法也。生产有子未下肠先下者，名盘肠生，勿遽服此方。急取一净盆，用开水洗热，将肠置于盆内，静待勿惧，子下后肠即徐徐收回。若时久盆与肠俱冷，不能速收，急用开水一盆，待温以入得手为度，将温水倾于置肠盆内，肠热气充，即可收起矣。若子先下，急服此方，少迟恐气脱不救。（《傅青主女科·正产·正产肠下》）

散结定疼汤

【来源】 源于清·傅青主《傅青主女科·产后·产后少腹痛》。

【组成】 当归一两，酒洗　川芎五钱，酒洗　丹皮二钱，炒　益母草三钱　黑芥穗二钱　乳香一钱，去油　山楂十粒，炒黑　桃仁七粒，泡去皮尖，炒，研

【用法】 水煎服。

【功用】 补血活血，化瘀止痛。

【主治】 产后少腹痛。

【方解】 方中当归、川芎以补血活血；丹皮活血兼清瘀热；益母草、焦山楂活血祛瘀；黑芥穗疏肝解郁，活血散瘀之品加于补血药中，使气血不致耗散，而瘀血可尽散；乳香散瘀止痛。诸药合用，共奏补血活血，散瘀止痛止痛。正如傅氏所云："此方逐瘀于补血之中，消块于生血之内，妙在不专攻疼病而疼病止。彼世人一见儿枕之疼，动用玄胡索、苏木、蒲黄、灵脂之类以化块，又何足论哉！"

【医论】 妇人产后少腹疼痛，甚则结成一块，按之愈疼，人以为儿枕之疼也，谁知是瘀血作祟乎！夫儿枕者，前人谓儿头枕之物也。儿枕之不疼，岂儿生不枕而反疼，是非儿枕可知矣。既非儿枕，何故作疼？乃是瘀血未散，结作成团而作疼耳。凡此等症，多是壮健之妇血有余，而非血不足也。似乎

可用破血之药；然血活则瘀血自除，血结则瘀作祟；若不补血而反败血，虽瘀血可消，毕竟耗损难免，不若于补血之中，以行逐瘀之法，则气血不耗，而瘀亦尽消矣。方用散结定疼汤。服一剂而疼止而愈，不必再剂也。此方逐瘀于补血之中，消块于生血之内，妙在不专攻疼病而疼病止。彼世人一见儿枕之疼，动用玄胡索、苏木、蒲黄、灵脂之类以化块，又何足论哉！（《傅青主女科·产后·产后少腹痛》）

救脱活母汤

【来源】 源于清·傅青主《傅青主女科·产后·产后气喘》。

【组成】 人参二两　当归一两，酒洗　熟地一两，九蒸　枸杞子五钱　山萸五钱，蒸，去核　麦冬一两，去心　阿胶二钱，蛤粉炒　肉桂一钱，去粗研　黑芥穗二钱

【用法】 水煎服。

【功用】 大补气血，壮火益精。

【主治】 产后气喘。

【方解】 方中重用人参大补元气以固脱；肉桂以补命门之火，且更助人参生气；当归以补血；阿胶养血止血；熟地、山萸肉、枸杞以补肝肾之精，而益其肺气，使肺气健旺，喘息可平；麦冬润肺生津；黑芥穗引血归经。诸药合用大补气血，壮火益精。正如傅氏所云："此方用人参以接续元阳，然徒补其气而不补其血，则阳燥而狂，虽回生于一时，亦旋得旋失之道；即补血而不补其肝肾之精，则本原不固，阳气又安得而续乎！所以又用熟地、山萸肉、枸杞之类，以大补其肝肾之精，而后大益其肺气，则肺气健旺，升提有力矣。特虑新产之后，用补阴之药，腻滞不行，又加肉桂以补命门之火，使火气有根，助人参以生气，且能运化地黄之类，以化精生血。若过于助阳，万一血随阳动瘀而上行，亦非保全之策，更加荆芥以引血归经，则肺气安而喘速定，治几其神乎。"

【医论】 妇人产后气喘，最是大危之症，苟不急治，立刻死亡，人只知是气血之虚也，谁知是气血两脱乎！夫既气血两脱，人将立死，何又能作喘？然此血将脱，而气犹未脱也。血将脱而气欲挽之，而反上喘。如人救溺，援之而力不胜，又不肯自安于不救，乃召号同志以求助，故呼声而喘作。其症

157

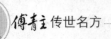

虽危，而可救处正在能作喘也。盖肺主气，喘则肺气似盛而实衰，当是之时，血将脱而万难骤生，望肺气之相救甚急；若赤子之望慈母然。而肺因血失，止存几微之气，自顾尚且不暇，又何能提挈乎血，气不与血俱脱者几希矣，是救血必须补气也。方用救脱活母汤。一剂而喘轻，二剂而喘减，三剂而喘定，四剂而全愈矣。此方用人参以接续元阳，然徒补其气而不补其血，则阳燥而狂，虽回生于一时，亦旋得旋失之道；即补血而不补其肝肾之精，则本原不固，阳气又安得而续乎！所以又用熟地、山萸、枸杞之类，以大补其肝肾之精，而后大益其肺气，则肺气健旺，升提有力矣。特虑新产之后，用补阴之药，腻滞不行，又加肉桂以补命门之火，使火气有根，助人参以生气，且能运化地黄之类，以化精生血。若过于助阳，万一血随阳动瘀而上行，亦非保全之策，更加荆芥以引血归经，则肺气安而喘速定，治几其神乎。方妙不可加减。（《傅青主女科·产后·产后气喘》）

完胞饮

【来源】 源于清·傅青主《傅青主女科·产后·产后手伤胞胎淋漓不止》。

【组成】 人参一两　白术十两，土炒　茯苓三钱，去皮　生黄芪五钱　当归一两，酒炒　川芎五钱　白及末一钱　红花一钱　益母草三钱　桃仁十粒，泡炒，研

【用法】 羊或猪的一个尿胞，先煎成汤，后加药煎，空腹服用。

【功用】 益气养血。

【主治】 产后手伤胞胎，小便淋漓不止者。

【方解】 妇人产后气血本虚，加之接生人员助产手法操作过失，使膀胱受损，气血更虚，气血为生化之源，是以重用白术、人参、生黄芪、当归、川芎等益气养血，修复生肌，同时佐以桃仁、红花、益母草等养血活血，祛瘀生新，取瘀血不除，新血不生之理。诸药合用，大补气血，气血化生充足以使损伤部位再生修复。

【医论】 妇人有生产之时，被稳婆手入产门，损伤胞胎，因而淋漓不止，欲少忍须臾而不能，人谓胞破不能再补也，孰知不然。夫破伤皮肤，尚可完补，岂破在腹内者，独不可治疗？或谓破在外可用药外治，以生皮肤；破在

内，虽有灵膏，无可救补，然破之在内者，外治虽无可施力，安必内治不可奏功乎！试思疮伤之毒，大有缺陷，尚可服药以生肌肉，此不过收生不谨，小有所损，并无恶毒，何难补其缺陷也。方用完胞饮。用猪羊胞一个，先煎汤，后煎药，饥服十剂痊愈。夫胞损宜用补胞之药，何以反用补气血之药也？盖生产本不可手探试，而稳婆竟以手探胞胎以致伤损，则难产必矣。难产者，因气血之虚也。产后大伤气血，是虚而又虚矣，因虚而损，复因损而更虚，若不补其气与血，而胞胎之破，何以奏功乎！今之大补其气血者，不啻饥而与之食，渴而与之饮也，则精神大长，气血再造，而胞胎何难补完乎，所以旬日之内便成功也。（《傅青主女科·产后·产后手伤胞胎淋漓不止》）

转气汤

【来源】源于清·傅青主《傅青主女科·产后·产后四肢浮肿 七十三》。

【组成】人参三钱　茯苓三钱，去皮　白术三钱，土炒　当归五钱，酒洗　白芍五钱，酒炒　熟地一两，九蒸　山萸三钱，蒸　山药五钱，炒　芡实三钱，炒　柴胡五分　补骨脂一钱，盐水炒

【用法】水煎服。

【功用】滋补肝肾，益气养血。

【主治】妇人产后四肢浮肿，寒热往来，气喘咳嗽，胸膈不利，口吐酸水，两胁疼痛。

【方解】产后妇女气血亏损，肾中阴精不足，不能涵养肝木，肝之燥火产生，与肾中虚火相帮，火势炎上，灼伤肺金，肺气不宣而致咳嗽气喘胸闷，肝火既旺，下延克伐脾土，脾之运化失常发生水湿泛滥的四肢浮肿病症。故方中重用熟地、山萸、补骨脂、芡实、山药等滋肾填精之品，加以当归、柴胡、白芍养血柔肝，补气虚，治其本，佐以人参、白术、茯苓以健脾利湿治其标，诸药合用，肾精得充，肝得血养则气机调顺，寒热、咳嗽、浮肿等诸证自除。

【医论】产后四肢浮肿，寒热往来，气喘咳嗽，胸膈不利，口吐酸水，两胁疼痛，人皆曰败血流于经络，渗于四肢，以致气逆也，谁知是肝肾两虚，阴不得出之阳乎！夫产后之妇，气血大亏，自然肾水不足，肾火沸腾；然水

不足则不能养肝，而肝木大燥，木中乏津，木燥火发，肾火有党，子母两焚，火焰直冲，而上克肺金，金受火刑，力难制肝，而咳嗽喘满之病生焉；肝火既旺而下克脾土，土受木刑，力难制水，而四肢浮肿之病出焉。然而肝木之火旺，乃假象而非真旺也。假旺之气，若盛而实不足，故时而热时而寒，往来无定，乃随气之盛衰以为寒热，而寒非真寒，热亦非真热，是以气逆于胸膈之间而不舒耳。两胁者，肝之部位也。酸者，肝之气味也。吐酸胁疼痛，皆肝虚而肾不能上荣之象也。治法宜补血以养肝，补精以生血，精血足而气自顺，而寒热咳嗽浮肿之病悉退矣。方用转气汤。三剂效，十剂痊。此方皆是补血补精之品，何以名为转气汤耶？不知气逆由于气虚，乃是肝肾之气虚也。补肝肾之精血，即所以补肝肾之气也。盖虚则逆，旺则顺，是补即转也；气转而各症尽愈，阴出之阳，则阴阳无干格之虞矣。（《傅青主女科·产后·产后四肢浮肿 七十三》）

两收汤

【来源】源于清·傅青主《傅青主女科·产后·产后肉线出 七十四》。

【组成】人参一两　白术二两，土炒　川芎三钱，酒洗　九蒸熟地二两　山药一两，炒　山萸四钱，蒸　芡实五钱，炒　扁豆五钱，炒　巴戟三钱，盐水浸　杜仲五钱，炒黑　白果十枚，捣碎

【用法】水煎服。

【功用】益气养血，滋补任督及带脉。

【主治】妇人有产后水道中出肉线一条，长二三尺，动之则疼痛欲绝者。

【方解】妇人产后失血过多，无血来滋养任督二脉，使阴阳脉气虚损，以致带脉失约而下陷，难以升举维系，故而随小便排时而下脱出来，故腰脐处疼痛难忍。本方重用白术、人参、山药、扁豆、芡实等补中益气以升举带脉，熟地、杜仲、山萸、川芎、巴戟、白果等滋补任督二脉兼强腰脐，以益气养血升陷举脱。

【医论】妇人有产后水道中出肉线一条，长二三尺，动之则疼痛欲绝，人以为胞胎之下坠也，谁知是带脉之虚脱乎！夫带脉束于任督之间，任脉前而督脉后，二脉有力，则带脉坚牢；二脉无力，则带脉崩坠。产后亡血过多，

无血以养任督，而带脉崩坠，力难升举，故随溺而随下也。带脉下垂，每每作痛于腰脐之间，况下坠者而出于产门之外，其失于关键也更甚，安得不疼痛欲绝乎！方用两收汤。服一剂而收半，二剂而全收矣。此方补任督而仍补腰脐者，盖以任督连于腰脐也。补任督而不补要脐，则任督无助，而带脉何以升举？惟两补之，则任督得腰脐之助，带脉亦得任督之力而收矣。（《傅青主女科·产后·产后肉线出 七十四》）

收膜汤

【来源】源于清·傅青主《傅青主女科·产后·产后肝萎 七十五》。

【组成】生黄芪一两　人参五钱　白术五钱，土炒　当归三钱，酒洗　升麻一钱　白芍五钱，酒炒焦

【用法】水煎服。

【功用】益气养血，升提。

【主治】妇人产后阴户中垂下一物，其形如帕，或有角、或二岐。

【方解】妇人产前劳力过度受到伤损，又加之情志过激愤怒，以致产后肝不藏血，冲脉失固，子宫出血过多，故而肝的脂膜随着大量出血而脱出。故本方重用生黄芪、人参、当归等大补其气血，又少加一些升提之药升麻，气旺则使肝气发挥正常功能，血旺则使肝得血养而更能藏血，肝得到正常的生养物质基础，脂膜自收而不再脱出。

【医论】妇人产后阴户中垂下一物，其形如帕，或有角、或二岐，人以为产颓也，谁知是肝痿之故乎！夫产后何以成肝痿也？盖因产前劳役过伤，又触动怪怒，以致肝不藏血，血亡过多，故肝之脂膜随血崩坠，其形似子宫，而实非子宫也。若是子宫之下坠，状如茄子，只到产门，而不能越出于产门之外。惟肝之脂膜往往出产门外者，至六七寸许，且有黏席于落一片，如手掌大者，如是子宫坠落，人立死矣，又安得而复生乎！治法宜大补其气与血，而少回升提之品，则肝气旺而易生，肝血旺而易养，肝得生养之力，而脂膜自收。方用收膜汤。一剂即收矣。或疑产后禁用白芍，恐伐生气之源，何以频用之而奏功也？是未读仲景之书者，嗟乎！白芍之在产后不可频用者，恐其收敛乎瘀也；而谓伐生气之源则误矣。况病之在肝者，尤不可以不用；且

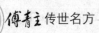
用之于大补气血之中，在芍药亦忘其为酸收矣，又何能少有作祟者乎！矧脂膜下坠，正借酸收之力，助升麻以提升气血，所以奏功之捷也。（《傅青主女科·产后·产后肝萎 七十五》）

通乳丹

【来源】源于清·傅青主《傅青主女科·产后·产后气血两虚乳汁不下七十六》。

【组成】人参一两　生黄芪一两　当归二两，酒洗　麦冬五钱，去心　木通三分　桔梗三分　七孔猪蹄两个，去爪壳

【用法】水煎服。

【功用】益气补血化乳。

【主治】妇人产后绝无点滴之乳。

【方解】乳汁为气来摄养运行血以化成的，新产之后的妇女，血已经受到亏损，血虚不能荣养，故乳汁不下，故本方重用补气之品人参、生黄芪等以使血生成，而血化为乳，同时佐以木通等通乳之品，使乳汁得以通下。

【医论】妇人产后绝无点滴之乳，人以为乳管之闭也，谁知是气与血之两涸乎！夫乳乃气血之所化而成也，无血固不能生乳汁，无气亦不能生乳汁，然二者之中，血之化乳，又不若气之所化为尤速。新产之妇，血已大亏，血本自顾不暇，又何能以化乳？乳全赖气之力，以行血而化之也。今产后数日，而乳不下点滴之汁，其血少气衰可知。气旺则乳汁旺，气衰则乳汁衰，气涸则乳汁亦涸，必然之势也。世人不知大补气血之妙，而一味通乳，岂知无气则乳无以化，无血则乳无以生。治法宜补气以生血，而乳汁自下，不必利窍以通乳也。方名通乳丹。二剂而乳如泉涌矣。此方专补气血以生乳汁，正以乳生于气血也。产后气血涸而无乳，非乳管之闭而无乳者可比。不去通乳而名通乳丹，亦因服之乳通而名之；今不通乳而乳生，即名生乳丹亦可。（《傅青主女科·产后·产后气血两虚乳汁不下 七十六》）

【临证提要】产后乳汁不下，现称为"缺乳"，仍为临床常见的一种产后病。本条傅氏专门讨论的气血两虚所致的缺乳，其中"无气则乳无以化，无血则乳无以生"的理论仍是指导临床对虚证缺乳的病机分析要点。而"通乳

丹"在治疗虚证缺乳者上显示出很好的生乳效果，故至今中医高等院校的教材及临床用方上一直录用着。

加味芎归汤

【来源】 源于清·傅青主《傅青主女科·产前后方症宜忌·难产 九》。

【组成】 小川芎一两 当归一两 败龟板一个，酒炙 妇人发灰一握，需用生过男女者，为末

【用法】 水一盅，煎七分服。

【功用】 养血活血。

【主治】 难产者，交骨不开，不能生产。

【方解】 妇人难产，交骨不开，血脉闭塞不通故以川芎、当归、发灰等养血活血，佐以龟板填精生血，使血脉得畅，辅助妇人顺利生产。

【医论】 难产者，交骨不开，不能生产者也，服加味芎归汤，良久即下。（《傅青主女科·产前后方症宜忌·难产 九》）

滑胎散

【来源】 源于清·傅青主《傅青主女科·产前后方症宜忌·治产秘验良方十三》。

【组成】 当归三五钱 川芎五七钱 杜仲二钱 熟地三钱 枳壳七分 山药二钱

【用法】 水二盅，煎八分，食前温服。

【功用】 益气养血，固肾。

【主治】 未产气血虚者。

【方解】 本方用于未产之前，当归以养血活血，且通任冲二脉，川芎为血中气药，佐以枳壳，行气活血，使血脉畅通，杜仲、熟地滋阴固肾，使其肾气充足，山药益气养阴，调和脾胃。诸药合用，使孕妇临月血旺气充，胎儿、胎位正常，至临产时能顺利自然娩出。

【医论】 滑胎散，临月常服数剂以便易生。如气体虚弱人，加人参、白

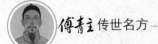

术，随宜服之；如便实多滞者，加牛膝二钱。（《傅青主女科·产前后方症宜忌·治产秘验良方 十三》）

催生兔脑丸

【来源】源于清·傅青主《傅青主女科·产前后方症宜忌·治产秘验良方十三》。

【组成】腊月兔脑髓—个 母丁香—个 乳香—钱，另研 麝香—分

【用法】兔脑为丸，芡实大，阴干密封，用时以温酒送下一丸。

【功用】活血通经，催产止痛。

【主治】难产者。

【方解】腊月兔脑具有催产之功，丁香温中暖肾，麝香活血痛经，催产，乳香活血止痛，诸药合用，共成活血通经，催产止痛之功，治疗难产。

【医论】腊月兔脑丸治横生逆产神效。兔脑为丸，芡实大，阴干密封，用时以温酒送下一丸。（《傅青主女科·产前后方症宜忌·治产秘验良方 十三》）

滋荣益气复神汤 1

【来源】源于清·傅青主《傅青主女科·产后诸症治法·厥症 三》。

【组成】人参三钱 黄芪—钱，蜜炙 白术—钱，土炒 当归三钱 炙草四分 陈皮四分 五味子十粒 川芎—钱 熟地—钱 麦芽—钱 枣—枚

【用法】水煎服。手足冷者加附子五分；汗多者加麻黄根一钱，熟枣仁一钱，妄言妄见加益智仁、柏子仁、龙眼肉；大便实者加肉苁蓉二钱。

【功用】温养活血，益气，回阳复神，止厥。

【主治】产后发厥，问块痛已除者。

【方解】当归以养血活血，且通任冲二脉，川芎行气活血，取生化汤温养活血，加人参、黄芪、白术等益气健中，回阳复神止厥。

【医论】妇人产有用力过多，劳倦伤脾，故逆冷而厥，气上胸满，脉去形脱，非大补不可，岂钱数川芎、当归能回阳复神乎！不用加参生化汤，倍参，

进二剂，则气血旺而神自生矣，厥自止矣。若服药而反渴，另有生脉散，独参代茶饮，救脏之燥。如四肢逆冷，又泄痢类伤寒阴症，又难用四逆汤，必用倍参生化汤，加附子一片，可以回阳止逆，又可以行参、归之力。立二方于下分先后。大抵产后晕厥二症相类，但晕在临盆，症急甚于厥，宜频服生化汤几帖，块化血旺，神清晕止。若多气促形脱等症，则加参芪。厥在分娩之后，宜倍参生化汤，止厥以复神，并补气血也。非如上偏补气血而可愈也。若眩晕有块痛，参术不可加，厥症若无块痛，芪术地黄并用无疑。（《傅青主女科·产后诸症治法·厥症 三》）

滋荣益气复神汤2

【来源】源于清·傅青主《傅青主女科·产后诸症治法·妄言妄见 六》。

【组成】黄芪一钱 白术一钱 麦冬一钱 川芎一钱 柏子仁一钱 茯神一钱 益智一钱 陈皮三分 人参二钱 熟地二钱 炙草四分 五味子十粒 枣仁十粒一钱 莲子八枚 龙眼肉八个 枣

【用法】水煎服。

【功用】温养活血，益气健中，养心安神。

【主治】块痛已止，妄言妄见者。

【方解】当归以养血活血，且通任冲二脉，川芎行气活血，取生化汤温养活血，加人参、黄芪、白术等益气健中，柏子仁、益智、莲子、枣仁等养心安神，诸药合用，有温养活血，益气健中，养心安神之功。

【医论】产后血崩、血脱，气喘、气脱，神脱妄言，虽有血气阴阳之分，其精散神去一也。此晕后少缓，亦危症也。若非厚药频服，失之者多矣。误论气实痰火者，非也。新产有血块痛，并用加参生化汤，行中有补，斯免滞血血晕之失也。气块痛止，有宜用生举大补汤，少佐黄连，坠火以治血脱，安血归经也；有宜用倍参补中益气汤，少佐附子，助参以治气脱，摄气归渊也；有宜用滋荣益气复神汤，少佐痰剂，以清心火，安君主之官也。（《傅青主女科·产后诸症治法·妄言妄见 六》）

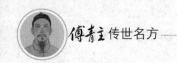

生血止崩汤

【来源】源于清·傅青主《傅青主女科·产后诸症治法·血崩 四》。

【组成】川芎一钱　当归四钱　黑姜四分　炙草五分　桃仁十粒　荆芥五分,炒黑　乌梅五分,煅灰　蒲黄五分,炒　枣

【用法】水煎服。

【功用】活血祛瘀,散结止崩。

【主治】产后瘀血阻滞、恶露量多、色紫有块、小腹疼痛。

【方解】当归以养血活血,且通任冲二脉,川芎行气活血,桃仁活血化瘀,黑姜温养活血,取生化汤活血祛瘀之功,加荆芥、乌梅、蒲黄祛瘀散结止痛,诸药合用,所谓瘀血不祛新血不生,瘀滞之恶露排出,结块自消,疼痛自止。

【医论】产后血大来,审血色之红紫,视形色之虚实。如血紫有块,乃当去其败血也,止留作痛,不可论崩。如鲜血之血,乃是惊伤心不能生血,怒伤肝不能藏血,劳伤脾不能统血,俱不能归经耳,当以崩治,先服生化汤几贴,则行中自有补。若形脱汗多气促,宜服倍参生化汤几帖以益气,非棕灰之可止者。如产后半月外崩,又宜升举大补汤治之,此症虚极,服药平稳,未见速效,须二十帖后,诸症顿除。(《傅青主女科·产后诸症治法·血崩 四》)

升举大补汤

【来源】源于清·傅青主《傅青主女科·产后诸症治法·血崩 四》

【组成】黄芪四分　白术四分　陈皮四分　人参二钱　炙草四分　升麻四分　当归二钱　熟地二钱　麦冬一钱　川芎一钱　白芷四分　黄连三分,炒　荆芥穗四分,炒黑

【用法】水煎服。

【功用】益气滋荣,摄血止崩。

【主治】产后劳倦伤脾,或体虚气弱及老年身虚的血崩。

【方解】本方为补中益气汤为主补中益气，生养举陷，健脾止崩，加熟地、麦冬、川芎、白芷、荆芥穗等滋阴生血，养血填精，少佐黄连以防滋补太过生火，诸药合用共奏益气滋荣，摄血止崩之功。

【医论】见上"两收汤"。

补气养荣汤

【来源】源于清·傅青主《傅青主女科·产后编上卷·产后诸症治法·气短似喘 五》。

【组成】黄芪一钱　白术一钱　当归四钱　人参三钱　陈皮四分　炙草四分　熟地二钱　川芎二钱　黑姜四分

【用法】水煎服。

【功用】益气补血，温经祛瘀。

【主治】产后气短促，血块不痛。

【方解】本方黄芪、人参大补元气，寓意补气生血，重用当归大剂量养血活血，陈皮、白术、炙甘草三药共奏益气健脾之功，补后天脾土而使气血生化有源。熟地滋阴填精养血，精血同源，滋阴故而养血。川芎上行头目，下调经水，中开郁结，为血中气药，气善走窜而无阴凝粘滞之态，虽入血分，又能去一切风、调一切气。黑姜温经暖宫力强，诸药合用，共奏益气补血，温经祛瘀之功，气机通调，血块得消。

【医论】产妇素体气血两虚，复因产时出血过多，或产后劳伤，血脱而气无所依，故气机升降失常，短促不足以息，气为血之帅，气短不足以推动血液运行，故血停结块。此时治疗不应以散气化痰为要，应大补阴血而调气祛瘀。方用补气养荣汤。（《傅青主女科·产后编上卷·产后诸症治法·气短似喘 五》）

安神生化汤

【来源】源于清·傅青主《傅青主女科·产后编上卷·产后诸症治法·妄

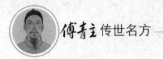

言妄见 第六》）。

【组成】川芎一钱 柏子仁一钱 人参一二钱 当归二三钱 茯神二钱 桃仁十二粒 黑姜四分 炙草四分 益智八分，炒 陈皮三分

【用法】水煎服。

【功用】补气养血，安神定志。

【主治】产后块痛未止，妄言妄见。

【方解】本方用人参大补元气，当归养血活血，气血足则神自安。川芎理气活血，桃仁活血化瘀，则瘀血去而新血得生。柏子仁滋阴安神，茯神益气化湿安神，两药合用安神定志则言不妄发。益智仁温中益气，黑姜温经暖宫，除产妇素体之虚寒。陈皮理气健脾，甘草调和诸药，是方共奏补气养血，安神定志之功。

【医论】产后妄言妄见，由气血两虚而神魂无根据也。心藏神主血，言乃心之声，心有血而神存则言不妄发。又肝藏血，而目乃肝之窍也，目得血而司视，则瞳而视正。若产后血气暴竭，则心神失守，故言语无伦，肝魂无根据，则瞳无见。况心为一身之主，目乃百脉之形，虚症见于心目，则十二官失其职可知矣。专治法当论块痛有无。症候缓急。若产日久，形气血气俱虚，朱丹溪云"病虚有似邪祟是也"。即当大补为主，使生养气血，宁神定志，其症可愈。方用安神生化汤。（《傅青主女科·产后编上卷·产后诸症治法·妄言妄见 六》）

健脾消食生化汤

【来源】源于清·傅青主《傅青主女科·产后编上卷·产后诸症治法·伤食 七》。

【组成】川芎一钱 人参二钱 当归二钱 白术一钱半 炙草五分

【用法】水煎服。

【功用】益气养血，健脾消食。

【主治】产后伤食，血块已除。

【方解】本方用于产妇伤食，血块已除者。重用人参、当归益气养血活血，使产妇元气得复。白术健脾益气消食，配伍人参、甘草健脾助胃，使积滞渐消。川芎为血中之气药，上达头目，中开郁结，下调经水，一身之气通调则伤食可愈。全方共奏益气养血，健脾消食之功。

【医论】新产之后，应禁膏粱远浓味，食粥茹蔬。若不善调治者，惟恐产妇体虚，以为多食有益，以浓味为补之，产妇不思而强与。胃虽纳受，脾难转输，食停痞塞，酸嗳恶食。治宜保元为主，温补气血，健脾助胃。使脾气复而转输。使积滞散而始思食。夫饮食脾虚之滋味，在产后未尝不藉此为补助，但劳倦伤食，不胜甘饫，薄味渐进，运化易速。若速消伤物，反损其气，益增满闷，轻症加重，致使少食之人反虚。宜消补并治，则脾胃自可运化如常。方用健脾消食生化汤。(《傅青主女科·产后编上卷·产后诸症治法·伤食 七》)

木香生化汤

【来源】源于清·傅青主《傅青主女科·产后编上卷·产后诸症治法·忿怒 八》。

【组成】川芎二钱　当归六钱　姜炭四分　木香二分,临服磨　陈皮二分

【用法】水煎服。

【功用】理气养血散结。

【主治】治产后血块已除，因受气者。

【方解】方中重用当归六钱，养血活血，以补产后之失血不足。川芎为血中之气药，上行头目，中开郁结，下调经水，通调一身之气血。木香临服磨二分入方中，辛香走窜，专治产妇之忿怒气逆，胸膈不舒，病因得除而病症自消。姜炭温经暖宫，为产后之要药。陈皮理气健脾，诸药合用，忿怒可消，诸症自愈。

【医论】凡产后因忿怒气逆，胸膈不舒，血块又痛，宜用生化汤去桃仁，临服时磨木香入药服之。则血块自化，怒气自散，并治而不悖也。若轻产重气，偏用香附、乌药、枳壳、香砂之类。以散气行块，元气反损而满闷益增，治产者也。又如怒后即食，胃弱停闷，当审所伤何物，于对症之药，加一二味于生化汤中，无有不治。慎毋用克削消积丸，泻气之方，以散气化食，否则虚弱产妇，重伤元气，害不可胜言者矣。(《傅青主女科·产后编上卷·产

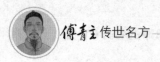

后诸症治法·忿怒 八》）

健脾化食散气汤

【来源】 源于清·傅青主《傅青主女科·产后编上卷·产后诸症治法·忿怒 八》。

【组成】 白术二钱　当归三钱　川芎一钱　姜炭四分　炙草四分　人参二钱　陈皮三分

【用法】 水煎服。

【功用】 益气养血，理气消食。

【主治】 治产后受气伤食，无块痛者。

【方解】 方中当归养血活血，白术益气健脾，人参大补元气，三药合用以补产后之失血不足。川芎为血中之气药，上行头目，中开郁结，下调经水，通调一身之气血。姜炭温经暖宫，为产后之要药。陈皮理气健脾，本方为治产后忿怒气逆及停食二症并见者，而全方未见散气消导之药，意在补气血为主，佐以顺气调气，则怒郁散而元不损，则忿怒可消，诸症自愈。

【医论】 妇人产后失血耗气，气血不足，若忿怒气逆及停食二症并见，愈消则愈增满闷，必攻补并行，方可化滞进食。但时医所见，只知消耗，而疑人参为补而不敢用，误人多矣。故屡治误服散气消导药，致使少食思食之人反绝食，日久者皆用长生活命丹而活者甚多。产后忿怒气逆及产后停食二症，善治者，重产而轻怒，治以补气血为主，佐以顺气调气，则怒郁散而元不损，非徒恃用消导，则停滞行而胃思谷。此治产后忿怒伤食之良法也。若专一理气消食，非惟气胀不散，停食不消，则正气尤减，食甚至绝谷不救。（《傅青主女科·产后编上卷·产后诸症治法·忿怒 八》）

滋荣养气扶正汤

【来源】 源于清·傅青主《傅青主女科·产后编上卷·产后诸症治法·类疟 九》。

【组成】人参二钱　熟地二钱　炙黄芪一钱　白术一钱　川芎一钱　麦冬一钱　麻黄根一钱　当归三钱　陈皮四分　炙甘草五分

【用法】水煎服。

【功用】滋荣益气，以退寒热。

【主治】治产后寒热有汗，午后应期发者。

【方解】方中人参大补元气，黄芪功善益气固表，白术益气健脾，三药合用则气足以固卫止汗。熟地滋阴填精力强，麦冬补肾滋阴，两药合用阴液足以化生精血。当归活血养血，为产后之要药，配伍川芎善行血中之气，通调一身之气血。麻黄根专为固表敛汗，陈皮理气健脾，炙甘草调和诸药。本方为治产后寒热往来之类疟症，不可做疟疾而治以和解截疟之法，其治法必当滋荣益气以退寒热，方用滋荣养气扶正汤。

【医论】产后寒热往来，每日应期而发，其症类疟，切不可用疟疾方药治之。夫气血虚，而寒热更作，元气弱而外邪或侵，虽寒来股栗，汤火不能温，热如燔炙，水冰不能寒，或昼轻夜重，或日晡寒热。虽所见症与疟同。其治法必当滋荣益气以退寒热。有汗急当止汗，只头有汗，不及于足，此乃孤阳绝阴之症，须当加当归地黄之剂，慎不可作疟治而用柴胡清肺饮等方，至常山、草果等药，更害人不可用。（《傅青主女科·产后编上卷·产后诸症治法·类疟　九》）

加减养胃汤

【来源】源于清·傅青主《傅青主女科·产后编上卷·产后诸症治法·类疟　九》。

【组成】炙甘草四分　白茯苓一钱　半夏八分，制　川芎一钱　陈皮四分　当归二钱　苍术一钱　藿香四分　人参一钱　生姜一片

【用法】水煎服。

【功用】健脾养胃，以退寒热。

【主治】治产后寒热往来，头痛无汗类疟者。

【方解】方中人参、苍术、炙甘草、白茯苓性甘温，能益气清热，健脾养胃，其中人参扶脾养胃，苍术健脾燥湿，甘草和中，与白茯苓相配以增强健

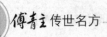

脾益气之功。半夏合陈皮燥湿化痰,消痞散结而健脾益胃。当归活血养血,为产后之要药,配伍川芎善行血中之气,通调一身之气血。藿香功能芳香化湿,发散表邪,可用于外感风寒兼内伤湿滞之症,加用生姜一片以暖胃驱寒。本方为治产后寒热往来之类疟症,切不可用疟疾方药治之,其治法必当健脾养胃以退寒热,方用加减养胃汤。

【医论】产后寒热往来,每日应期而发,其症类疟,切不可用疟疾方药治之。夫气血虚,而寒热更作,元气弱而外邪或侵,虽寒来股栗,汤火不能温,热如燔炙,水冰不能寒,或昼轻夜重,或日晡寒热。虽所见症与疟同。其治法必当滋荣益气以退寒热。如阳明恶寒、头痛、无汗,宜于生化汤加羌活、防风、莲须、葱白以散之,慎不可作疟治而用柴胡清肺饮等方,至常山、草果等药,更害人不可用。(《傅青主女科·产后编上卷·产后诸症治法·类疟九》)

参术膏

【来源】源于清·傅青主《傅青主女科·产后编上卷·产后诸症治法·类疟 九》。

【组成】白术—斤 米泔浸—宿,锉焙 人参—两 用水六碗,煎二碗,再煎一两次,共计六碗,合在一处,将药汁又熬成一碗,空心米汤化半酒盏。

【用法】水煎服。

【功用】益气健脾。

【主治】治产后寒热往来,头痛无汗类疟病久不愈者。

【方解】方中重用白术,《本草经疏》曰:术,其气芳烈,其味甘浓,其性纯阳,为除风痹之上药,安脾胃之神品,配伍人参大补元气,米汤本为高粱之品,健脾和胃,诸药共奏益气健脾之功。

【医论】妇人在生产过程中失血耗气,气随血脱,致阴血亏虚,产后寒热往来,每日应期而发,其症类疟,久疟不愈者,更加耗气伤阴,则脾胃运化功能更差,本方意在益气健脾保元,使机体正气充盛而疾病自愈。(《傅青主女科·产后编上卷·产后诸症治法·类疟 九》)

养正通幽汤

【来源】源于清·傅青主《傅青主女科·产后编上卷·产后诸症治法·类伤寒三阴症 十一》。

【组成】川芎二钱半 当归六钱 炙草五分 桃仁十五粒 苁蓉一钱，酒洗去甲 麻仁二钱，炒

【用法】水煎服。

【功用】益气养血，润肠通便。

【主治】产后大便秘结。

【方解】妇人产后耗气伤血，脾运稽迟，肠腑燥涸，而发便秘，为虚证，当补而润之，不可妄用攻伐之品。方中重用当归，归肝、心、脾和大肠经，功善补血活血，润肠通便。川芎辛温香燥，走而不守，入血分，下行可达血海，配伍桃仁活血祛瘀，则瘀滞得通。麻仁合肉苁蓉润肠通便兼扶助正气。诸药合用，共奏益气养血，润肠通便之功，为治产后大便秘结之良方。

【医论】大抵产后，虚中伤寒，口伤寒物，外症虽见头痛、发热或胁痛、腰疼。是外感，宜汗。犹宜重产亡血，禁汗。仲景伤寒论曰：亡血家禁汗、禁下，岂产后而可汗下乎。惟宜生化汤量为加减，调理方谓无失，又如大便秘结，犹当重产亡血，禁下。长沙论伤寒之不可汗，不可下者，非谓不当汗不当下，无奈脱血后万万不敢耳。是以用益气养血，润肠通便。（《傅青主女科·产后编上卷·产后诸症治法·类伤寒三阴症 十一》）

滋荣活络汤

【来源】源于清·傅青主《傅青主女科·产后编上卷·产后诸症治法·类中风 十二》。

【组成】川芎一钱半 当归二钱 熟地二钱 人参二钱 黄芪一钱 茯神一钱 天麻一钱 炙草四分 陈皮四分 荆芥穗四分 防风四分 羌活四分 黄连八分，姜汁炒

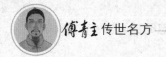

【用法】水煎服。

【功用】益气滋阴，活血通络。

【主治】治产后血少，口噤、项强、筋撬类风症。

【方解】妇人产后耗气伤血，四肢百骸不得濡养，为虚证，当补而通之，不可妄用治风消痰之品。方中重用人参、黄芪大补元气，当归养血活血，川芎走窜，行气活血，活血祛瘀而通络。天麻、防风、羌活、荆芥穗四药皆为祛风通络之用，专治筋急项强之症。熟地滋阴养血，茯神健脾渗湿，陈皮理气健脾。佐黄连以清痰火，甘草调和诸药。全方共奏益气滋阴，活血通络之功。

【医论】产后血气暴虚，百骸少血濡养，突发口噤牙紧，手足筋脉挛撬，症属类中风，类痉痫。脉虽虚大，虚火泛上，有痰皆当以末治之，毋执偏门而用治风消痰之方。以重虚产妇，治法先当服生化汤，以生旺新血，如见危症，三帖后，加参益气以救血脱也，如有痰有火，少佐橘红、炒黄芩之剂，竹沥、姜汁亦可，切忌黄连、黄柏并用。（《傅青主女科·产后编上卷·产后诸症治法·类中风 十二》）

天麻丸

【来源】源于清·傅青主《傅青主女科·产后编上卷·产后诸症治法·类中风 十二》。

【组成】天麻—钱 防风—钱 川芎七分 羌活七分 人参—钱 远志—钱 柏子仁—钱 山药—钱 麦冬—钱 枣仁—钱 细辛—钱 南星曲八分 石菖蒲—钱

【用法】炼蜜为丸，清汤调服。

【功用】益气滋阴，化痰通络。

【主治】治产后中风，恍惚、语涩、四肢不利。

【方解】妇人产后气血暴虚，髓海空虚，四肢百骸不得濡养，脾失健运，聚湿为痰，阻于经络，故发恍惚、语涩、四肢不利等类中风症候。治宜益气滋阴，化痰通络。方中用天麻、防风、羌活为祛风通络之用，专治筋急、四肢不利之症。川芎走窜，行气活血，活血祛瘀而通络。南星合石菖蒲不但有开窍醒神之功，且兼具化湿、豁痰、辟秽之效，故擅治中风痰迷、舌强不能语。人参益气健脾，山药健脾养阴，麦冬滋阴生津，三药共奏益气养阴之功，以补产后气阴之不足。远志、柏子仁、枣仁滋阴安神。全方共奏益气滋阴，活血通络之功。

【医论】见上"滋荣活络汤"。

麻黄根汤

【来源】源于清·傅青主《傅青主女科·产后编上卷·产后诸症治法·出汗 十四》。

【组成】人参二钱　当归二钱　黄芪一钱半，炙　白术一两，炒　桂枝五分　麻黄根一钱　粉草五分，炒　牡蛎少许，研　浮麦一大撮

【用法】水煎服。

【功用】益气健脾，固脱敛汗。

【主治】治产后虚汗不止。

【方解】妇人产后本气血暴虚，又做虚汗不止，应速行健脾益气，固脱敛汗之法而止汗。方中用人参、黄芪大补元气，而使阴液有所依附，白术益气健脾，而敛水液之精归脾。麻黄根、牡蛎、浮小麦合用收敛固涩使汗液不得外泄。桂枝温经助阳，调和营卫，使肌腠致密而汗无可泄。甘草调和诸药。全方共奏益气健脾，固脱敛汗之功则汗液自止。

【医论】凡分娩时汗出，由劳伤脾，惊伤心，恐伤肝也。《内经》云：摇体劳苦，汗出于脾。惊而夺精，汗出于心。有所恐惧，汗出于肝。产妇多兼此三者而汗出。不需加敛汗之剂，能宁神而汗自止。若血块作痛，黄芪、白术不可用，宜服生化汤二三帖以消痛，随服加参生化汤。以止虚汗。若分娩后倦甚，然汗出，形色又脱，此亡阳脱汗也，又当速灌加参生化汤，倍用人参以救危急，毋拘块痛。夫汗乃心之液，荣于内为血，发于外为汗。值产妇亡血之后又多汗，由劳惊恐惧所伤，神虚而不能镇守其液也，治当健脾而敛水液之精归脾，益荣卫以嘘血归源，灌溉四肢，不使其妄行而为外汗。（《傅青主女科·产后编上卷·产后诸症治法·出汗 十四》）

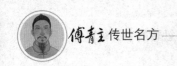

止汗散

【来源】源于清·傅青主《傅青主女科·产后编上卷·产后诸症治法·盗汗 十五》。

【组成】人参二钱　当归二钱　熟地一钱半　麻黄根五分　黄连五分，酒炒　浮小麦一大撮　枣一枚

【用法】水煎服。

【功用】益气滋阴敛汗。

【主治】治产后盗汗。

【方解】产妇素体气血亏虚，又做盗汗，则阴液益虚，应速行益气滋阴敛汗之法而止汗。方中用人参大补元气，而使阴液有所依附，熟地滋阴填精，当归养血活血，使恶血祛而新血生，则气血通调。麻黄根、浮小麦合用收敛固涩使汗液不得外泄。大枣性温味甘，为益气补血之佳品。佐以黄连清心火，退虚热。诸药合用共奏益气滋阴敛汗之功则汗液自止。

【医论】产妇汗出，由劳伤脾，惊伤心，恐伤肝也。《内经》云：摇体劳苦，汗出于脾。惊而夺精，汗出于心。有所恐惧。汗出于肝。产妇多兼此三者而汗出。不需加敛汗之剂，能宁神而汗自止。夫汗乃心之液，荣于内为血，发于外为汗。自汗责之阳亏，盗汗责之阴亏。然当归六黄汤之剂又非产后盗汗方也，治当兼血分药品调理之，方用止汗散。（《傅青主女科·产后编上卷·产后诸症治法·盗汗 十五》）

生津止渴益水饮

【来源】源于清·傅青主《傅青主女科·产后编上卷·产后诸症治法·口渴兼小便不利 十六》。

【组成】人参三钱　麦冬三钱　当归三钱　生地三钱　黄芪一钱　葛根一钱　升麻四分　炙草四分　茯苓八分　五味子十五粒

【用法】水煎服。

【功用】补肺健脾，益气升阳。

【主治】治产后口渴兼小便不利。

【方解】妇人产后气血亏虚，生化之气不运，渗泄之令不行，故而上无津液而有嗌干燥渴之症，下气不升，而有小便不利之候。其治不宜清热利水，当补肺健脾，益气升阳，而用生津止渴益水饮，方中用人参、黄芪补脾肺之气，当归配伍生地滋阴养血，气阴双补而无水亏之虞。茯苓健脾渗湿利水而通利小便，麦冬、五味子、葛根皆可生津止渴，甘草调和诸药。全方共奏补肺健脾，益气升阳之功，则气化流行，阳升阴降而口渴及小便不利之症自除。

【医论】凡产后口燥咽干而渴，或兼小便不利，由产时失血或汗多所致，是无水也。夫水谷入胃，脾肺散精，清气为津液，其气通心，受火色变为血，下行膀胱为小便。值产亡血而又汗多 且劳倦伤脾，不能为胃行其津液，生化之气不运，渗泄之令不行，是以上无津液而有嗌干燥渴之症，下气不升，而有胃肾闭关之候。治法必当助脾益肺，升举气血，则气化流行，阳升阴降。水入经而为血为液，谷入胃而气长脉行，自然津液充而便利调矣。若认咽干口燥为火，而用芩、连、栀、柏以降之，认小便闭涩为水滞，而用五苓散以通之，皆非也。必因其劳损而温之益之，因其渴燥而濡之行之，量度病情而施治无失也。（《傅青主女科·产后编上卷·产后诸症治法·口渴兼小便不利十六》）

茅根汤

【来源】源于清·傅青主《傅青主女科·产后编下卷·产后诸症治法·患淋 十九》。

【组成】石膏一两　白茅根一两　瞿麦五钱　白茯苓五钱　葵子一钱　人参一钱　桃胶一钱　滑石一钱　石首鱼头四个

【用法】水煎服。

【功用】益气通淋。

【主治】产后冷热淋并治之。

【方解】产妇气血亏虚，热客膀胱，虚则小便数，热则小便涩痛。治宜益气通淋为法。方中重用茅根清热解毒通淋，石膏清热除烦止渴，瞿麦、葵子、

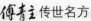

桃胶、滑石、石首鱼头五药皆为清热利湿通淋之品。人参、茯苓益气健脾，此二药为本方之要，于大队清热利湿之品中加入益气健脾之品意在顾护产妇气血亏虚、不胜攻伐之体，实为益气通淋之良方。

【医论】《诸病源候论》指出："诸淋者，由肾虚而膀胱热故也——肾虚则小便数，膀胱热则水下涩，数而且涩，则淋沥不宣，故谓之淋。"妇人产后，气血骤虚，肾虚失摄，故小便频数，虚，热邪客于膀胱，故见小便涩痛。其治之法，不可妄用八正散等疏导通利之法，治当益气通淋为法，方用茅根汤。（《傅青主女科·产后编下卷·产后诸症治法·患淋 十九》）

健脾利水生化汤

【来源】源于清·傅青主《傅青主女科·产后编下卷·产后诸症治法·泻二十一》。

【组成】川芎一钱　茯苓一钱半　归身二钱　黑姜四分　陈皮五分　炙草五分　人参三钱　肉豆蔻一个，制　白术一钱，土炒　泽泻八分

【用法】水煎服。

【功用】健脾利水，益气止泻。

【主治】治产后块已除，患泻症。

【方解】妇人产后多虚、多瘀，适时患泻，若恶露已净，无收涩留瘀之弊，当顾护产妇气血亏虚之体，不可一味收涩止泻，当寓补于收，健脾利水，益气止泻。方含人参、白术、茯苓、甘草，为四物汤之意在益气健脾，通利水道而止泻。归身功善养血活血，川芎为血中之气药，行气活血，黑姜入血分，温经暖宫，陈皮理气健脾，泽泻健脾利湿，利小便以实大便。方中唯有肉豆蔻一味为温中涩肠之品而止泻，本方意在健脾利水，利小便而实大便，以补为收，妙哉。

【医论】产后泄泻非杂症，有食泄、湿泄、水谷注下之论，大率气虚食积与湿也。气虚宜补、食积宜消、湿则宜燥。然恶露未净，不可骤燥，当先服生化汤二三帖，化旧生新，加茯苓以利水道，新血生，然后补气以消食，燥湿以分利水道，使无滞涩虚虚之失。（《傅青主女科·产后编下卷·产后诸症治法·泻 二十一》）

加减生化汤

【来源】源于清·傅青主《傅青主女科·产后编下卷·产后诸症治法·泻二十一》。

【组成】川芎二钱　茯苓二钱　当归四钱　黑姜五分　炙草五分　桃仁十粒　莲子八枚

【用法】水煎服。

【功用】活血化瘀，温经止泻。

【主治】治产后块未消患泻症。

【方解】妇人产后多虚、多瘀，若恶露未净适患泄泻，切勿一味收涩止泻而患留瘀之弊，宜活血化瘀使恶血去而新血生，温经健脾而止泻。方中重用当归养血活血，化瘀生新，温经散寒，川芎为血中之气药，活血行气，桃仁活血祛瘀，炮姜入血分散寒。茯苓益气健脾，利湿止泻，莲子性收涩，可健脾养胃，止泻固精，为治体虚泄泻之良药。全方寓补于收，则恶血得去，泄泻可除。

【医论】见前"健脾利水生化汤"

加味生化汤 1

【来源】源于清·傅青主《傅青主女科·产后诸症治法·血块 一》。

【组成】川芎一钱　当归三钱　肉姜四分　桃仁十五粒　三棱六分，醋炒　玄胡索六分　肉桂六分　炙草四分

【用法】水煎服。

【功用】活血化瘀，温中健脾止痛。

【主治】凡儿生下，或停血不下，半月外尚痛，或外加肿毒，高寸许，或身热，减饮食，倦甚者。

【方解】当归以养血活血，且通任冲二脉，川芎行气活血，桃仁活血化瘀，肉姜温养活血，取生化汤温养活血之功，加之三棱、玄胡索、肉桂等活

血消肿止痛，温健脾胃，诸药合用，使肿毒腹痛得治。

【医论】凡儿生下，或停血不下，半月外尚痛，或外加肿毒，高寸许，或身热，减饮食，倦甚，必用生化汤加三棱、莪术、肉桂等，攻补兼治，其块自消。如虚甚，食少泄泻，只服此帖定痛，且健脾胃，进食止泻，然后服消块汤。(《傅青主女科·产后诸症治法·血块 一》)

加味生化汤 2

【来源】源于清·傅青主《傅青主女科·产后诸症治法·血晕 二》。

【组成】川芎三钱　当归六钱　黑姜四分　桃仁十粒　荆芥四分，炒黑　炙草五分
大枣

【用法】水煎服。

【功用】活血化瘀，祛风通窍醒神。

【主治】产后血晕见牙关紧闭者。

【方解】当归以养血活血，且通任冲二脉，川芎行气活血，桃仁活血化瘀，肉姜温养活血，取生化汤温养活血之功，加之荆芥祛风开窍，治疗产后血晕实证，诸药合用，活血化瘀，祛风通窍醒神。

【医论】如晕厥牙关紧闭，速煎生化汤，挖开口，将鹅毛探喉，酒盏盛而灌之。如灌下腹中渐温暖，不可拘帖数，外用热手在单衣上，从心揉按至腹，常热火暖之，一两时，服生化汤四帖完，即神清。始少缓药，方进粥，服至十服而安。故犯此者，速灌药火暖，不可弃而不救。若在冬月，妇人身欠暖，亦有大害，临产时必预煎生化汤，预烧秤锤硬石子，侯儿下地，连服二三帖。又产妇枕边，行醋韭投醋瓶之法，决无晕症。又儿生时，合家不可喜子而慢母，产母不可顾子忘倦，又不可产讫即卧，或忿怒逆气，皆致血晕，慎之，慎之!(《傅青主女科·产后诸症治法·血晕 二》)

加味生化汤 3

【来源】源于清·傅青主《傅青主女科·产后诸症治法·类伤寒二阳症

十》。

【组成】川芎一钱　当归三钱　黑姜四分　羌活四分　防风一钱　炙草四分

【用法】水煎服。

【功用】温养活血，祛风解表。

【主治】产后外感头痛发热者。

【方解】当归以养血活血，且通任冲二脉，川芎行气活血，黑姜温养活血，取生化汤温养活血之功，加羌活、防风以祛风解表，诸药合用，专用于产后外感者。

【医论】产后七日内，发热头痛恶寒，毋专论伤寒为太阳症；发热头痛胁痛，毋专论伤寒为少阳症；二症皆由气血两虚，阴阳不和而类外感。治者慎勿轻产后热门，而用麻黄汤以治类太阳症；又勿用柴胡汤以治类少阳症。且产母脱血之后，而重发其汗，虚虚之祸，可胜言哉！昔仲景云："亡血家不可发汗。"丹溪云："产后切不可发表。"二先生非谓产后真无伤寒之兼症也，非谓麻黄汤、柴胡汤之不可对症也，诚恐后辈学业偏门而轻产，执成方而发表耳。谁知产后真感风感寒，生化中芎、姜亦能散之乎！《傅青主女科·产后诸症治法·类伤寒二阳症 十》

【临证提要】本条专论新产后若产妇出现发热头痛，类似伤寒的太阳症，或发热头痛胁痛，又类似伤寒少阳症，但都不能按其方药发汗解表治疗。究其病机为"二症皆由气血两虚，阴阳不和而类外感"，强调对产后外感发热治法不同于常人的外感治法，仍提倡用生化汤去桃仁，加防风、羌活的加味生化汤治疗。此种认识对后人很有启发，至今临床诊治产后外感发热者仍采纳时时照顾气血的原则。

加味生化汤 4

【来源】源于清·傅青主《傅青主女科·产后诸症治法·完谷不化 二十二》。

【组成】川芎一钱　益智一钱　茯苓一钱半　当归四钱　黑姜四分　桃仁十粒　炙草四分

【用法】水煎服。

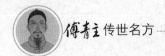

【功用】温养活血，温运脾胃。

【主治】产后血块未消，常泻不消化之物。

【方解】当归以养血活血，且通冲任二脉，川芎行气活血，桃仁活血化瘀，黑姜温养活血，取生化汤温养活血之功，加益智、茯苓温运脾气止泻，诸药合用，专用于产后完谷不化者。

【医论】因产后劳倦伤脾，而运转稽迟也，名飧泄；又饮食太过，脾胃受伤，亦然，俗呼水谷痢是也。然产方三日内，块未消化，此脾胃衰弱，参、芪、术未可遽加，且服生化汤加益智、香砂，少温脾气，待块消后，加参、芪、术补气，肉豆蔻、木香、砂仁、益智温胃，升麻、柴胡清胃气，泽泻、茯苓、陈皮以利水，为上策也。（《傅青主女科·产后诸症治法·完谷不化 二十二》）

【临证提要】产后完谷不化，实也属产后泄泻的范畴。但此种泄泻的发病机制在于脾胃虚弱，运化水谷功能降低，以致所食之物不能转化而发为水谷利。治疗温运脾气是肯定的，但在产后发生时，就应注意产妇血块的消减情况，若发于新产之内，血块未消，当先用生化汤加益智、茯苓的加味生化汤；若血块已消，当先用生化汤加益智、茯苓的加味生化汤；若血块已消，常泻不消化之物，就应当加健脾益气的参苓生化汤治疗为宜，体现了产后多虚多瘀的病机变化。

加味生化汤 5

【来源】源于清·傅青主《傅青主女科·产后诸症治法·咳嗽 二十六》。

【组成】川芎一钱　当归二钱　杏仁十粒　桔梗四分　知母八分

【用法】水煎服。

【功用】温养活血，温运脾胃。

【主治】产后外感风寒咳嗽及鼻塞声重者。

【方解】当归以养血活血，且通任冲二脉，川芎行气活血，取生化汤温养活血之功，加杏仁、桔梗宣降肺气，知母泻火生津润燥，诸药合用，专用于产后外感咳嗽者。

【医论】治产后七日内，外感风寒，咳嗽鼻塞，声重恶寒，勿用麻黄以动汗；嗽而胁痛，勿用柴胡汤；嗽而有声，痰少面赤，勿用凉药。凡产后有火嗽，有痰嗽，必须调理半月后，方可用凉药，半月前不当用。加味生化汤，产后外感风寒咳嗽及鼻塞声重。有痰，加半夏曲；虚弱有汗咳嗽，加人参。总之产后不可发汗。（《傅青主女科·产后诸症治法·咳嗽 二十六》）

【临证提要】 本症的发生多在虚的基础上外感风寒而致，虽咳嗽兼有表证，但不能妄用发汗药及泻火的凉药。同时要注意咳嗽起于产后的不同时期而分别治之。若产后一周内外感风寒而嗽，恶露尚未净，宜用加味生化汤化裁治疗；若产后已十日，但体虚汗多而外感咳嗽者，宜用加参安肺汤治疗；若产后尚过半月而见干咳少痰者，此乃阴血亏虚，虚火灼肺，可用加味四物汤治之。

加味生化汤 6

【来源】 源于清·傅青主《傅青主女科·产后诸症治法·心痛 三十二》。

【组成】 川芎一钱　当归三钱　黑姜五分　肉桂八分　吴萸八分　砂仁八分　炙草五分

【用法】 水煎服。

【功用】 温养活血，温胃散寒止痛。

【主治】 产后胃脘痛者。

【方解】 当归以养血活血，且通任冲二脉，川芎行气活血，取生化汤温养活血之功，加黑姜、肉桂、吴萸温胃散寒，砂仁行气止痛，诸药合用温养活血，温胃散寒止痛，专用于产后胃中寒致胃脘痛者。

【医论】 此即胃脘痛。因胃脘在心之下，劳伤风寒，及食冷物而作痛，俗呼为心痛。心可痛乎！血不足，则怔忡惊悸不安耳。若真心痛。心可痛乎！血不足，夕死矣。治当散胃中之寒气，消胃中之冷物，必用生化汤，佐消食之药，无有不安。若绵绵而痛，可按止之，问无血块，则当论虚而加补也。产后心痛、腹痛，二症相似，因寒食之气上攻于心，则心痛；下攻于腹，均用生化汤加肉桂，吴萸等温散之药也。寒伤食，加肉桂、吴萸；伤面食，加神曲、麦芽；伤肉食，加山楂、砂仁；大便不通，加肉苁蓉。（《傅青主女

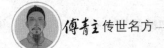

科·产后诸症治法·心痛 三十二》)

加参生化汤

【来源】源于清·傅青主《傅青主女科·产后诸症治法·心痛 三十二、厥症 三、气短似喘 五》

【组成】人参三钱，有倍加至五钱者 厥证及气短似喘中用二钱 川芎二钱 当归五钱 炙草四分 桃仁十粒，去皮尖，研 炮姜四分 大枣

【用法】水煎服。

【功用】温养活血，补气固脱，回阳复神。

【主治】产后形色脱晕，或汗多脱晕；产后发厥，块痛未止，不可加芪、术；分娩后即患气短者，有块不可加芪、术。

【方解】当归以养血活血，且通任冲二脉，川芎行气活血，桃仁活血化瘀，黑姜温养活血，加人参以补气固脱，回阳复神。

【医论】脉脱形脱，将绝之症，必服此方，加参四五钱，频频灌之。产后血崩、血晕，兼汗多，宜服此方。无汗不脱，只服本方，不必加参。左尺脉脱，亦加参。此方治产后危急诸症，可通用，一昼一夜，必须服三四剂，若照常症服，岂能接将绝之气血，扶危急之变症耶！产后一二日，血块痛虽未止，产妇气血虚脱，或晕或厥、或汗多、或形脱，口气渐凉，烦渴不止，或气喘急，无论块痛，从权用加参生化汤。病势稍退，又当减参，且服生化汤。

妇人产有用力过多，劳倦伤脾，故逆冷而厥，气上胸满，脉去形脱，非大补不可，岂钱数川芎、当归能回阳复神乎！不用加参生化汤，倍参，进二剂，则气血旺而神自生矣，厥自止矣。若服药而反渴，另有生脉散，独参代茶饮，救脏之燥。如四肢逆冷，又泄痢类伤寒阴症，又难用四逆汤，必用倍参生化汤，加附子一片，可以回阳止逆，又可以行参、归之力。立二方于下分先后。

因血脱劳甚，气无所恃，呼吸止息，违其常度，有认为痰火，反用散气化痰之方，误人性命，当以大补血为主。如有块，不可用参、芪术；无块，方可用本方，去桃仁，加熟地并附子一片；足冷，加熟附子一钱，及参、术、

陈皮，接续补气养荣汤。(《傅青主女科·产后诸症治法·心痛 三十二》)

【临证提要】产后气短似喘症，病由血脱劳甚、气无所恃而致，因此常同血晕、血崩等症先后并见，属产后的危重之症。治法自然应与前边所述的血块、血晕、血崩相联系。针对产后二枕血块有无，以别虚实。产后气短有块为虚中夹瘀，可用加参生化汤；产后气短促，无块，乃为血虚气弱，适宜用所载补气养荣汤。

参归生化汤

【来源】源于清·傅青主《傅青主女科·产后篇下卷·流注》。

【组成】川芎—钱半　当归二钱　炙甘草五分　人参二钱　黄芪—钱半　肉桂五分
马蹄香二钱

【用法】水煎服。

【功用】补虚导脓，托毒外出。

【主治】产后恶露流于腰臂足关节之处，或漫肿、或结块，久则肿起作痛。

【方解】此方乃生化汤去桃仁、黑姜加人参、黄芪、肉桂、马蹄香而成。"产后流注恶露，日久成肿"，日久腹中块痛已除，故无须再用桃仁之活血，漫肿疼痛、用干姜即助热，故去二味而加参、芪、肉桂、马蹄香以补虚导脓，托毒外出。

【医论】此症若不补气血，节饮食，慎起居，未有得生者。如肿起作痛，起居饮食如常，是病气未深，形气未损，易治；若漫肿微痛，起居倦怠，饮食不足，最难治。或未成脓，未溃，气血虚也，宜服八珍汤；憎寒恶寒，阳气虚也，宜服十全大补汤；补后大热，阴血虚也，宜服四物汤，加参、术、丹皮；呕逆，胃气虚也，宜服六君子汤，加炮姜、干姜；食少体倦，脾气虚也，宜服补中益气汤；四肢冷逆，小便频数，肾气虚也，补中益气汤加益智仁一钱。神仙回洞散治产后流注恶露，日久成肿，用此宜导其脓，若未补气血旺，不可服此方。(《傅青主女科·产后编下卷·流注》)

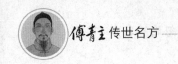

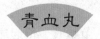

【来源】源于清·傅青主《傅青主女科·产后诸症治法·完谷不化 二十二》。

【组成】川芎一钱　当归二钱　黑姜四分　炙草五分　人参二钱　茯苓一钱　白芍一钱　益智一钱，炒　白术二钱，土炒　肉豆蔻一个，制

【用法】水煎服。

【功用】温养活血，健脾止泻。

【主治】产后血块已消，常泻不消化之物。

【方解】当归以养血活血，且通任冲二脉，川芎行气活血，桃仁活血化瘀，黑姜温养活血，取生化汤温养活血之功，加人参、益智、茯苓健脾气止泻，诸药合用，专用于产后血块已消完谷不化者。

【医论】参苓生化汤治产后三日内块已消，谷不化，胎前素弱患此症者。泻水多，加泽泻、木通各八分；腹痛，加砂仁八分；渴，加麦冬、五味子；寒泻，加黑姜一钱、木香四分；食积，加神曲、麦芽消饭面，砂仁、山楂消肉食。产后泻痢日久，胃气虚弱，完谷不化，宜温助胃气，六君子汤加木香四分，肉豆蔻一个。（《傅青主女科·产后诸症治法·完谷不化 二十二》）

青血丸

【来源】源于清·傅青主《傅青主女科·产后诸症治法·痢 二十三》。

【组成】木香一两半　黄连一两半　莲子肉粉一两半

【用法】为末和匀为丸，酒送下四钱。

【功用】清热利湿，醒脾开胃止痢。

【主治】痢疾见饮食不进或呕不能食之噤口痢。

【方解】木香、黄连清热利湿，消积化滞除痢，佐以莲子肉清心醒脾，开胃止泻，诸药合用，开胃止痢，主治噤口痢。

【医论】青血丸，治噤口痢，香连为末，加莲肉粉，各一两半，和匀为

丸，酒送下四钱。凡产三四日后，快散，痢疾少减，共十症，开后依治：一产后久泻：元气下陷，大便不禁，肛门如脱，宜服六君子汤，加木香四分，肉豆蔻一个（制），姜汁五分；二产后泻痢：色黄，乃脾土真气虚损，宜服补中益气汤，加木香，肉豆蔻；三产后伤面食：泻痢，宜服生化汤，加神曲、麦芽。（《傅青主女科·产后诸症治法·痢 二十三》）

生化六和汤

【来源】 源于清·傅青主《傅青主女科·产后诸症治法·霍乱 二十四》。

【组成】 川芎二钱　当归四钱　黑姜四分　炙草四分　陈皮四分　藿香四分　砂仁六分　茯苓一钱　姜三片

【用法】 水煎服。

【功用】 温养活血，健脾化浊。

【主治】 产后血块疼痛未消而患霍乱者。

【方解】 川芎、当归、黑姜、炙草温养活血，化瘀消结取生化汤之义，加以藿香、砂仁芳香行气化浊，佐以陈皮、茯苓、姜健脾和胃止泻，诸药合用，温养活血，健脾化浊，以祛产后仍有瘀血未除而感霍乱之邪。

【医论】 由劳伤气血，脏腑空虚，不能运化食物，及感冷风所致，阴阳升降不顺，清浊乱于脾胃，冷热不调，邪正相搏，上下为霍乱。生化六和汤治产后血块痛未除，患霍乱。（《傅青主女科·产后诸症治法·霍乱 二十四》）

附子散

【来源】 源于清·傅青主《傅青主女科·产后诸症治法·霍乱 二十四》。

【组成】 白术一钱　当归二钱　陈皮四分　黑姜四分　丁香四分　甘草四分

【用法】 共为末，粥饮送下二钱，水煎服。

【功用】 活血化瘀，温中健脾。

【主治】 产后霍乱吐泻，脾胃虚寒，手足逆冷或自汗口噤。

【方解】 当归、黑姜、炙草温养活血，化瘀消结取生化汤之义，丁香温中

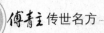

健胃，白术、陈皮，益气健脾，诸药合用，活血化瘀，温中健脾，以祛产后瘀血已除而感霍乱之邪。

【医论】由劳伤气血，脏腑空虚，不能运化食物，及感冷风所致，阴阳升降不顺，清浊乱于脾胃，冷热不调，邪正相搏，上下为霍乱。附子散治产后霍乱吐泻，手足逆冷，须无块痛方可服。（《傅青主女科·产后诸症治法·霍乱 二十四》）

温中汤

【来源】源于清·傅青主《傅青主女科·产后诸症治法·霍乱 二十四》。

【组成】人参一钱　白术一钱半　当归二钱　厚朴八分　黑姜四分　茯苓一钱
黑豆蔻六分　姜三片

【用法】水煎服。

【功用】温养和血，温中健脾。

【主治】产后霍乱吐泻不止，脾胃虚寒，饮食少思，肚腹膨胀。

【方解】当归、黑姜温养活血，取生化汤之义，人参、白术益气健脾，黑豆蔻、厚朴理气宽中，除胀，生姜和胃止呕，诸药合用，活血化瘀，温中健脾，以祛产后瘀血已除而感霍乱之邪。

【医论】温中汤治产后霍乱吐泻不止，无块痛者可服。（《傅青主女科·产后诸症治法·霍乱 二十四》）

温胃丁香散

【来源】源于清·傅青主《傅青主女科·产后诸症治法·呕逆不食 二十五》。

【组成】当归三钱　白术两钱　黑姜四分　丁香四分　人参一钱　陈皮五分　炙草五分　前胡五分　藿香五分　姜三片

【用法】水煎服。

【功用】温养和血，健脾益胃止呕。

【主治】产后七日外呕逆不食。

【方解】当归、黑姜温养活血，取生化汤之义，人参、白术益气健脾，藿香芳香化浊，前胡降气化痰，丁香温中健胃，生姜和胃止呕，诸药合用，温养和血，健脾益胃止呕之功。

【医论】产后劳伤脏腑，寒邪易乘于肠胃，则气逆呕吐而不下食也。又有瘀血未净而呕者，亦有痰气入胃，胃口不清而呕者，当随症调之。温胃丁香散治产后七日外呕逆不食。（《傅青主女科·产后诸症治法·呕逆不食 二十五》）

石莲散

【来源】源于清·傅青主《傅青主女科·产后诸症治法·呕逆不食 二十五》。

【组成】石莲子一两半，去壳，去心　白茯苓一两　丁香五分

【用法】共为细末，米汤送下。

【功用】温中健脾，开胃进食。

【主治】产妇呕吐心冲目眩。

【方解】石莲子清湿热，开胃进食，丁香温中健胃，白茯苓利水渗湿安神，诸药合用，温中健脾，开胃进食，共治产后胃寒咳逆，呕吐不食，腹胀。

【医论】产后劳伤脏腑，寒邪易乘于肠胃，则气逆呕吐而不下食也。又有瘀血未净而呕者，亦有痰气入胃，胃口不清而呕者，当随症调之。石莲散治产妇呕吐心冲目眩。（《傅青主女科·产后诸症治法·呕逆不食 二十五》）

生津益液汤

【来源】源于清·傅青主《傅青主女科·产后诸症治法·呕逆不食 二十五》。

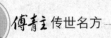

【**组成**】人参—两 麦冬—两去心 茯苓—两 大枣 竹叶 浮小麦 炙草 栝楼根

【**用法**】水煎服。

【**功用**】益气生津，敛汗止呕。

【**主治**】产妇产后虚弱，气阴两亏致呕吐频作，口渴汗多，心烦气短，呕逆不食。

【**方解**】人参、茯苓益气健脾，佐以浮小麦益气固表敛汗，麦冬益气养阴，竹叶、栝蒌根清热润燥生津，诸药合用，气阴得养，胃气得降。

【**医论**】生津益液汤治产妇虚弱，口渴气少，由产后血少多汗内烦不生津液。大渴不止，加芦根。（《傅青主女科·产后诸症治法·呕逆不食 二十五》）